腸内環境と自律神経を
整えれば病気知らず

免疫力が10割

著　小林弘幸
順天堂大学医学部教授

監修　玉谷卓也
薬学博士
日本免疫学会評議員

プレジデント社

「抗体をつくるワクチンでは、感染予防が困難である」

2020年春に判明したこの予測によって、
新型コロナウイルスと人類の戦いは
当初、研究者たちが思い描いていた以上に困難な
長期戦になることが予想されています。
中国・武漢《ぶかん》での新型コロナウイルス発生以来、
世界中の医師をはじめとする研究者たちが
このウイルスのメカニズムと治療法の解明に心血を注いできました。

世界中で発表された新型コロナウイルス関連の論文は
これまでに5万件を優に超え（2020年9月末日現在）、
現在も毎日のように新しい情報が世界中の研究者から発表されています。

まだまだ研究は途上にあるため、
発表される情報のすべてが事実だと確定しているわけではありません。
なかには、過去の常識に照らして「さすがにそれはないだろう」と
否定から入ってしまうような情報もあります。

ところが、その「あり得ないこと」のうちのひとつが、
どうやら事実であるために
新型コロナウイルスの根絶は非常に難しいものとなっています。

それは「重症患者ほど、抗体の値が高かった」ということ。

「抗体」は、体内の免疫細胞がウイルスを認知して
そのウイルスを効果的に排除するために産生《さんせい》する分泌物《ぶんぴつぶつ》です。
ふつう、わたしたちの身体のなかで起こる

免疫細胞とウイルスとの戦いは
抗体という最終兵器がつくられることで決着します。

ところが、ウイルスを効果的に駆逐《くちく》するはずの抗体が
感染しても無症状の患者や軽症者には少なく
重症患者には多く検出されるのは、大きな矛盾です。
抗体が多くつくられたのなら、
それだけ新型コロナウイルスを撃退しているはずなのに、
実際は重症化している——。

つまり、「抗体は新型コロナウイルス感染症からの回復に
あまり役に立っていない」と考えざるを得ません。
さらに、もうひとつ驚くべき事実が解明されました。

「回復した患者の体内から、抗体が消えていく」

抗体をつくる細胞は、いちどつくられれば一生、体内に残り続けます。
そしてミサイル防衛システムのように、
次に同じウイルスが身体に入ってきたら

即座に撃ち落とす準備がなされるのです。

そして、その性質を利用し、
事前に身体のなかにこの抗体による防衛システムをつくることが
一般的な「ワクチン」の目的です。

しかし、新型コロナウイルスの抗体はあまりウイルスの撃退に寄与せず
しかも1カ月から2カ月で消えてしまう。

それはつまり、

「抗体をつくるワクチンでは、感染予防が困難である」

ということを意味しています。

「ワクチンを開発すれば感染拡大は収束する」という
従来のウイルス感染症に対する根絶への勝ちパターンが
新型コロナウイルスには通用しない可能性が判明したのです。

さらに、「重症者は抗体が高い値を示している」という事実は
もうひとつの恐るべき新型コロナウイルスの特徴をあらわしています。

それは、免疫の暴走、
「サイトカインストーム」を引き起こすこと。

新型コロナウイルスは、主に肺や気管支などの
呼吸器の細胞に感染して入り込み、
細胞を、ウイルスを複製するための増殖装置に変えてしまいます。

ウイルスが複製され、どんどん細胞に感染することで
肺などの呼吸器の組織はダメージを受けますが、
それだけで機能不全に陥《おちい》り、死に至るわけではありません。

新型コロナウイルスは
免疫細胞を暴走させるスイッチをオンにして、
免疫システムが肺などの細胞を攻撃し次々に炎症を広げていく
「サイトカインストーム」を引き起こします。
これこそが、症状を致命的なものとするのです。

免疫システムは暴走し、みずからの細胞を攻撃しながら
見えない敵を倒そうと大量の〝サイトカイン〟という物質をまき散らし、
抗体をどんどんつくります。
いま、身体を蝕《むしば》んでいるのは、ウイルスではなく自分たちであるとは気づかずに。
それが、重症者から抗体が多く見つかる理由です。

しかし、新型コロナウイルスは、
けっして理不尽で残虐《ざんぎゃく》なウイルスとはいいきれません。
なぜなら、重症化の原因があまりに合理的だからです。

重症化の原因は、免疫力が弱く、「重度の不健康」な状態であることです。

新型コロナウイルスは、
感染しても多くの人が無症状か軽症で済みます。

肥満や高血圧、糖尿病などの基礎疾患を持ち、
それに加えて高齢で免疫力が低下しているなど、
いくつかの要因が積み重なることで、重症化のリスクは高まります。

実際、基礎疾患を持っていても
まだ免疫の元気な20代の人は
ほとんど重症化しません。

つまり、免疫力が高く、健康であれば
あなた自身へのリスクは極めて低いのです。

ワクチンでの感染予防の可能性も、ないわけではありません。
抗体とは別の免疫の力を活かすワクチンの研究が進んでいます。

そのワクチンについても本書で解説しますが、
まだまだ開発には時間がかかるでしょう。

ですが、絶望などする必要はありません。

なぜなら、免疫力が高ければ、
それで新型コロナウイルスは、ほぼ抑えられるからです。

新型コロナウイルスとの戦いを
有利に進められるか否かは、
すべてわたしたちの
「免疫力」にかかっているのです。

はじめに

ウイルスへの最強の対策は消毒でもワクチンでもありません。ただ、「健康であること」です

●97%の感染者を救った「免疫のチカラ」に目を向けよう

新型コロナウイルスは、現在も世界中で猛威を振るい、3000万人以上に感染し、100万人以上の命を奪っています(2020年9月末日現在)。

世界全体で見た感染者の致死率は、およそ3%です。

ですが、感染者の致死率が3%ならば、「97%」の人はなぜ助かったのでしょうか?

その事実に目を向けましょう。

生物が長い年月をかけて組み上げた免疫システムは鉄壁です。健康であれば、わたしたちの免疫細胞は初めて出合うウイルスさえやっつけてくれます。たとえ敗れて細胞への感染を許しても、すぐに次の対策を決めて、被害の少ないうちにウイルスを追い出してくれるのです。

それは、相手が新型コロナウイルスでも変わりません。現実として、97％の方は免疫の力で新型コロナウイルスに打ち勝っているのです。

しかし、その鉄壁の免疫システムに欠陥を生じさせているのは、ほかならぬわたしたち自身です。

・食生活の乱れ
・睡眠や運動不足などの生活習慣の乱れ
・ストレスによる自律神経の乱れ

こうした「乱れ」を積み重ねることで健康を損ない、免疫力を弱めてしまった方が、新型コロナウイルスの感染によって亡くなった3％の大半を占めています。

もちろん、加齢によっても免疫力は低下しますから、亡くなった方のすべてが不健康な生活をしていたとはいえません。

ですが実際に、甚大《じんだい》な感染拡大と死者数の増加に見舞われているアメリカでは、日本に比べてはるかに健康状態の水準が低いのです。

飢餓や栄養失調などではありません。「肥満」です。

日本ではＢＭＩ25で肥満とされ、肥満率は5％未満ですが、アメリカではＢＭＩ30が肥満の基準であるにもかかわらず、人口の約40％が肥満です。

これだけが被害の差の原因とはいいませんが、肥満は万病のもとであり、不健康な身体は確実に免疫力の低下を招き、新型コロナウイルス感染症の重症化リスクを高めます。

●健康は、誰にでも平等な「発症しない対策」

いま、みなさん一人ひとりが行っている「三密の回避」「マスクの着用」「手洗い、消毒の励行《れいこう》」は「感染しないための対策」であり、「他人に感染させないための対策」です。

では、「発症しないための対策」はなにか？　それは「健康であるよう努める」ことです。

健康であることがわたしたちの鉄壁の免疫システムをフル稼働させ、ウイルスに感染しても無症状、あるいは軽症で済ませてくれるのです。

世界や国を救うワクチンや抗ウイルス薬の開発は、個人の力だけではどうすることもできません。でも、自分の「発症しないための対策」は、今日から自分でできて、しかもなにより効果的なのです。

ワクチンは接種がはじまっても優先順位が設けられます。しかし、「健康」は人を選びません。誰にでも平等なのです。

先天性の疾患を持つ方、すでに重度の疾患である方もいるでしょう。しかし、どんな状態にある方も、今日より一歩でも健康になることは可能です。

人は老いますから、老いれば身体の機能も免疫力も低下します。その点で、「完璧な健康」などありません。ただ、いままでより健康であることはできます。

わたし自身、いまでこそ健康習慣の大切さを説いていますが、40代の頃は毎日カップラーメン、365日働き詰め……。その不摂生《ふせっせい》が祟《たた》り、50代で急性喉頭蓋炎《きゅうせいこうとうがいえん》という大病を患《わずら》いました。それを機に健康管理を徹底して腸内環境と自律神経を正し、免疫力を高く保つことを心がけています。

あれほど酷《ひど》かった花粉症はピタッと治り、60歳を迎えるいまも病気知らずの日々を送ることができています。

健康でいることは、わたしたちが本来持つ鉄壁の免疫力を保ち、あらゆるウイルス感染症からわたしたちを守ることにつながるのです。

本書は、第1章で2020年9月現在の最新の新型コロナウイルスの情報を医師の視点で正しくみなさんにお伝えし、第2章で「健康」と「免疫力」の原点である腸内環境と自律神経の改善についてお伝えします。

そして第3章では、健康のためのアクションを、みなさんの生活のなかで行うべき行動に落とし込んで具体的にお伝えします。

新型コロナウイルスへの対策はもちろん、あらゆる疾病に対する最強のノウハウとして、免疫力を高めるために必要なことのすべてをお伝えします。

これが、わたしたち医師の「お大事になさってください」のすべてです。

目次

第3章 免疫力を強化する生活習慣メソッド

第1章

わたしたちの「免疫システム」と新型コロナウイルスの真実

病気になる前に知っておきたい
免疫システムの基礎知識

●ウイルスはどうやって感染する？

はじめに、わたしたちの「健康」に寄与《きよ》する免疫システムが、ふだんウイルスからどのように身体を守っているのか、「免疫応答」と呼ばれるその仕組みを説明しましょう。

新型コロナウイルスは**空気感染ではなく、飛沫《ひまつ》感染や接触感染によってほかの人に感染します**。これはインフルエンザなど、多くの風邪ウイルスに共通する感染経路です。

感染者が咳《せき》をして、ほかの人がウイルスを含む飛沫を吸い込んだり、飛沫のかかった食事を食べたりすることで、ウイルスが喉などの気道の粘膜や、腸などの粘膜に到達します。しかし、この段階ではまだ「感染」とはいえません。

組織に入り込んだ**ウイルスの目的は、わたしたちの細胞への侵入と増殖**です。

ウイルスは自己増殖できないため、わたしたちの細胞に入り込み、細胞を増殖装置につくり変えて、爆発的にほかの細胞へと感染を広げていきます。そして、感染者の飛沫から次の生物に移り、また増殖を繰り返します。

ウイルスは粘膜のバリアを超えて細胞組織のなかに入り込み、細胞と細胞のあいだのリンパ液を移動し、細胞に侵入します。これがウイルスの感染です。

ウイルス感染の仕組み

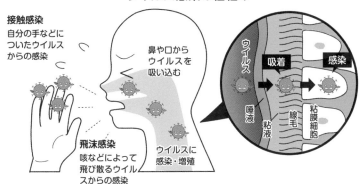

鼻や口から体内に入り込んだウイルスは、気道や腸の粘膜に到達し、細胞に侵入して「感染」する

●先手攻撃の「自然免疫」、決定打の「獲得免疫」

このウイルス感染に対する防衛を担うのが、さまざまな免疫細胞たちです。**免疫細胞は血流に乗って体内を巡り、ウイルスなどの異物がいないかパトロールを行っています。**免疫細胞のひとつであるリンパ球はさらに、リンパ節を通じて血管からリンパ管に移動し、リンパ管内のパトロールも行っています。

このように免疫細胞は、全身をくまなく見回っています。そしてパトロール中にウイルスを発見すると、ふたつのグループごとに、2段構えの防衛戦略を展開します。

最初にウイルスに戦いを挑むのが、「自然免疫」というグループ（好中球《こうちゅうきゅう》・マクロファージ・NK細胞）。自然免疫は、異物（身体の細胞ではないモノ）を攻撃対象とし、過去に感染したことのないウイルスにも果敢《かかん》に戦いを挑みます。また、免疫細胞はそれぞれ「サイトカイン」という物質を放出し、ほかの免疫細胞を活性化したり、仲間に危険を知らせて呼び寄せたりします。

ウイルスと戦う「免疫」

自然免疫：ウイルスへの一次防衛隊

NK（ナチュラルキラー）細胞

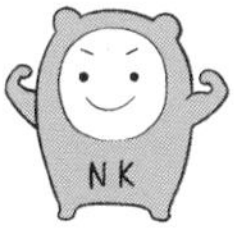

ほかの免疫細胞の協力なしで、ウイルスに感染した細胞を見つけ出し、処理する

マクロファージ

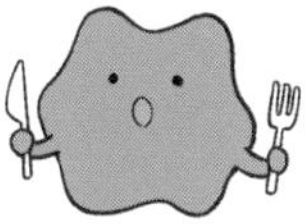

ウイルスを貪食するだけでなく、ウイルスの情報をヘルパーT細胞に伝える

好中球

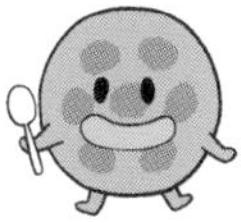

白血球の半数以上を占める貪食細胞。血液内を回遊し、ウイルスを発見して襲いかかる

獲得免疫：ウイルスへの二次防衛隊

樹状細胞

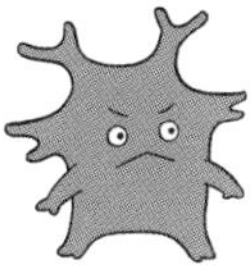

侵入したウイルスの情報を獲得し、ヘルパーT細胞にいち早く伝えることに特化した細胞

ヘルパーT細胞

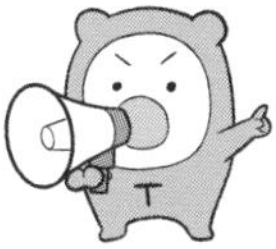

獲得免疫における“司令官”。ウイルスの情報を受け取り、B細胞やキラーT細胞を活性化する

B細胞

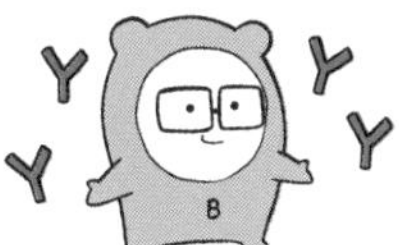

ヘルパーT細胞から指令とウイルスの情報を受け取り「抗体」をつくる

キラーT細胞

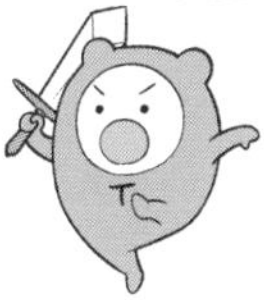

ヘルパーT細胞から指令を受けて活性化し、ウイルスに感染した細胞を処理する

レギュラトリーT細胞

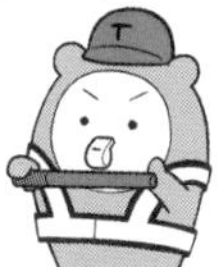

免疫の暴走を防ぐため、T細胞やB細胞の活性を抑制して、免疫応答を収束させる

さらに、自然免疫の戦いのなかで獲得したウイルスの情報を分析し、効果的な攻撃を行うのが「獲得免疫」というグループ（樹状《じゅじょう》細胞・T細胞・B細胞）です。T細胞は、役割によってヘルパー、キラー、レギュラトリーに細分化されます。

マクロファージや樹状細胞が、ウイルスの情報を「ヘルパーT細胞」という免疫応答の司令官に渡すことで、獲得免疫による攻撃がはじまります。

ヘルパーT細胞は、B細胞を活性化させるサイトカインを放出。B細胞にこのウイルスを特異的に迎撃する抗体をつくり、攻撃するよう指示します。

抗体とは、いわばミサイル攻撃のようなものと考えてください。血中やリンパ液中に無数の抗体が漂《ただよ》い、ターゲットのウイルスを見つけると抗体が張りつき、マクロファージなどの貪食《どんしょく》細胞（異物を飲み込んで破壊する細胞）が食べやすいようにします。

こうすることで、**体内で増えてしまったウイルスを減らすことが抗体の役目**です。

さらにヘルパーT細胞は、「キラーT細胞」という、いわば「特殊急襲部隊」のよう

免疫がウイルス感染を食い止める主な流れ

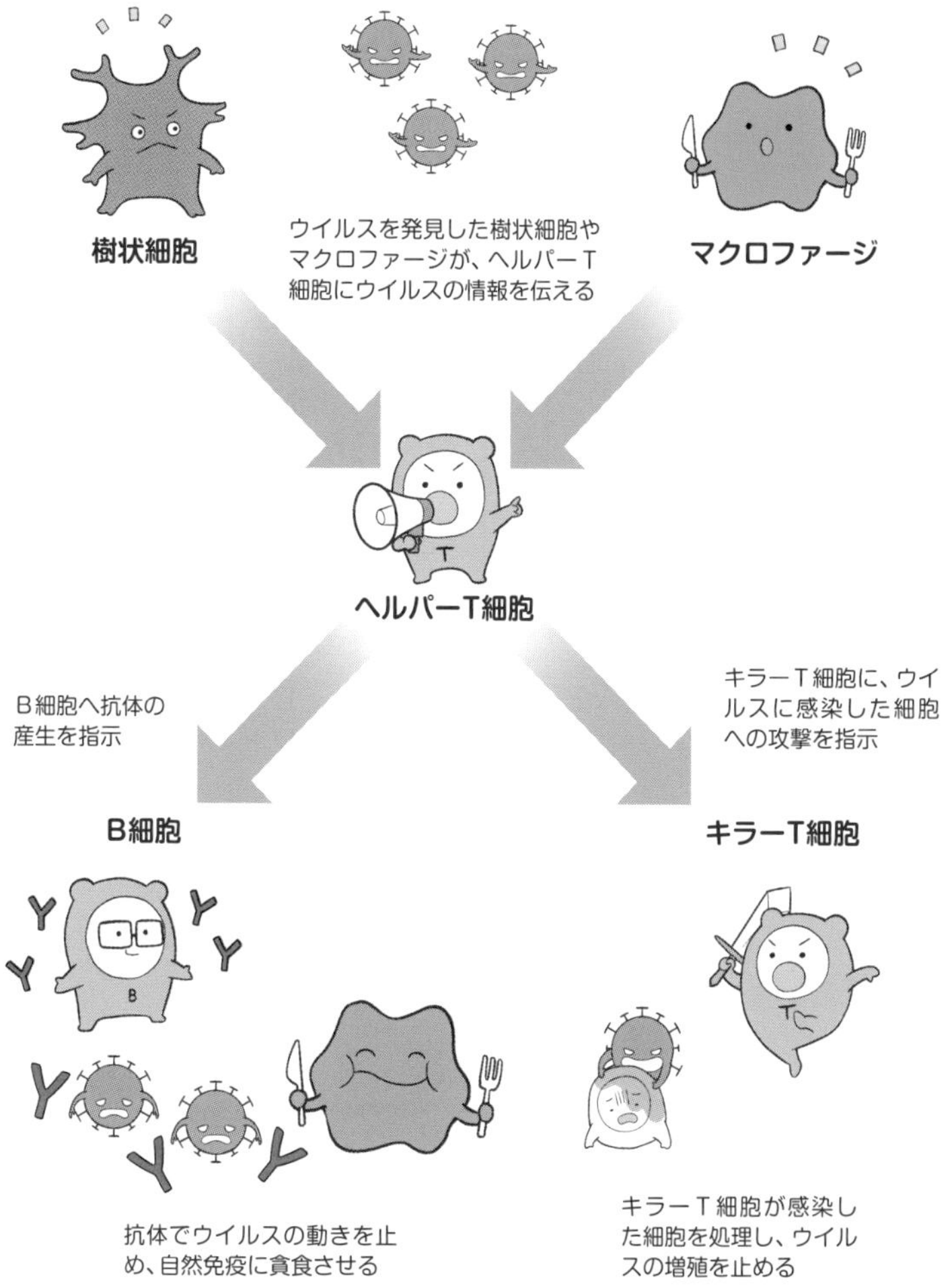
樹状細胞
ウイルスを発見した樹状細胞やマクロファージが、ヘルパーT細胞にウイルスの情報を伝える
マクロファージ
T
ヘルパーT細胞
B細胞へ抗体の産生を指示
キラーT細胞に、ウイルスに感染した細胞への攻撃を指示
B細胞
キラーT細胞
B
抗体でウイルスの動きを止め、自然免疫に貪食させる
キラーT細胞が感染した細胞を処理し、ウイルスの増殖を止める

な免疫細胞を活性化するサイトカインを放出します。

キラーT細胞はウイルスに感染した細胞を丸ごと攻撃し、それ以上のウイルスの増殖を防ぎます。

自然免疫でもNK細胞が同じ働きをしていますが、手当たり次第のNK細胞に比べ、**キラーT細胞はウイルスの情報をもとにターゲットをしぼって動くため、より効果的にウイルス感染の収束を図ることができます。**

B細胞もキラーT細胞も、ともに一部の細胞は「メモリーB細胞」「メモリーT細胞」となり、名前のとおりウイルスの情報を記憶した細胞としてずっと体内に残ります。

次に同じウイルスに感染した場合、すぐにB細胞が抗体を産生し、キラーT細胞が感染細胞の処理を行い、早期に感染を食い止めることができます。

●免疫応答を収束させる「レギュラトリーT細胞」

このように、免疫細胞は互いに連携してウイルスに立ち向かいます。その際に、**免**

免疫細胞同士が連絡を取り合うため、多種多様な「サイトカイン」という物質を産生しています。

サイトカインは細胞間の連絡だけでなく、ウイルスとの戦いを有利に進めるための効果もあります。

・特定の免疫細胞を活性化させる
・免疫細胞を呼び寄せる
・感染した細胞の周辺に炎症を起こし、血流量を高めて免疫細胞が集まりやすくする
・体温を高め、ウイルスの活性を下げる

免疫細胞は「サイトカイン」で連絡を取り合っている

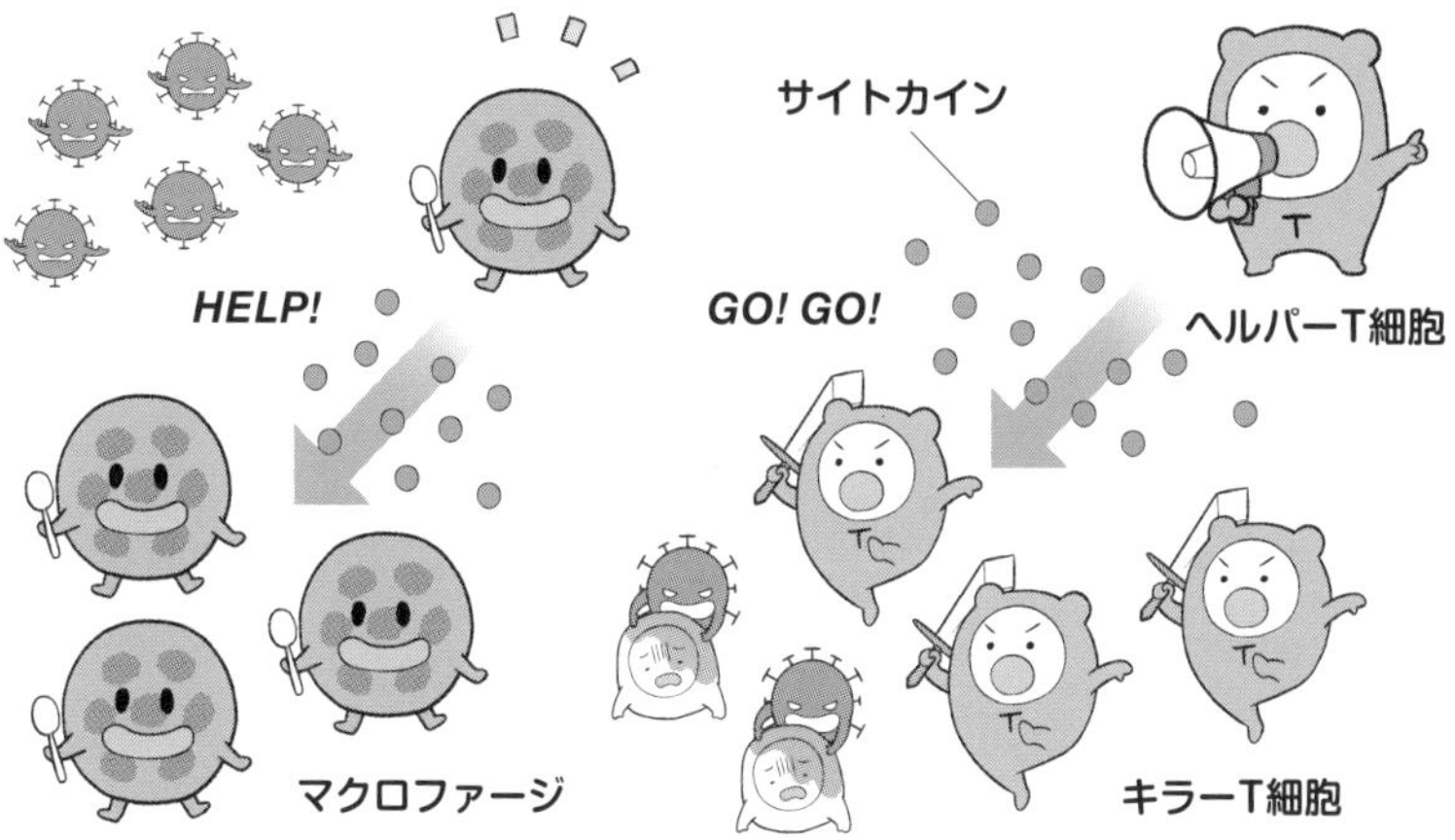

免疫細胞は「サイトカイン」によって仲間を呼んだり攻撃の指示を出したりする

ただし、やり過ぎてしまうと免疫が活性化し過ぎて暴走したり、過度の炎症を引き起こしたりしてしまう場合があります。

そこで登場するのが「レギュラトリーT細胞」です。「regulatory」とは制御や調節を意味します。その役割は、「免疫応答を抑制する」、すなわちブレーキをかけること。キラーT細胞を抑制したり、B細胞の抗体産生を停止させたり、**免疫全体のサイトカインの産生を制御して必要以上の免疫応答を食い止める**役割を持っています。

この**レギュラトリーT細胞がなんらかの理由により減ってしまったり、機能しなくなってしまったりすることが、自己免疫疾患やアレルギー症状の原因になっている**とも考えられていて、いままさに研究が進められています。

そしてレギュラトリーT細胞は、今回の新型コロナウイルス感染症の重症化にも大きく関連していますので、覚えておいてください。

ここまで、わたしたちの免疫システムの基本的な部分をお伝えしました。

次ページからは、いまわかっている新型コロナウイルス感染症の実態をお伝えします。「新型コロナウイルスのなにが恐ろしいのか」を突き詰めると、結局、その**原因はわたしたちの日頃の免疫力の状態にある**ことがわかるはずです。

そして、みなさんの日頃の免疫力の状態は、**新型コロナウイルス感染症に限らず、あらゆる病気の原因となっている**ことを実感できるでしょう。

レギュラトリーT細胞が免疫の働きを抑制して“暴走”を抑える

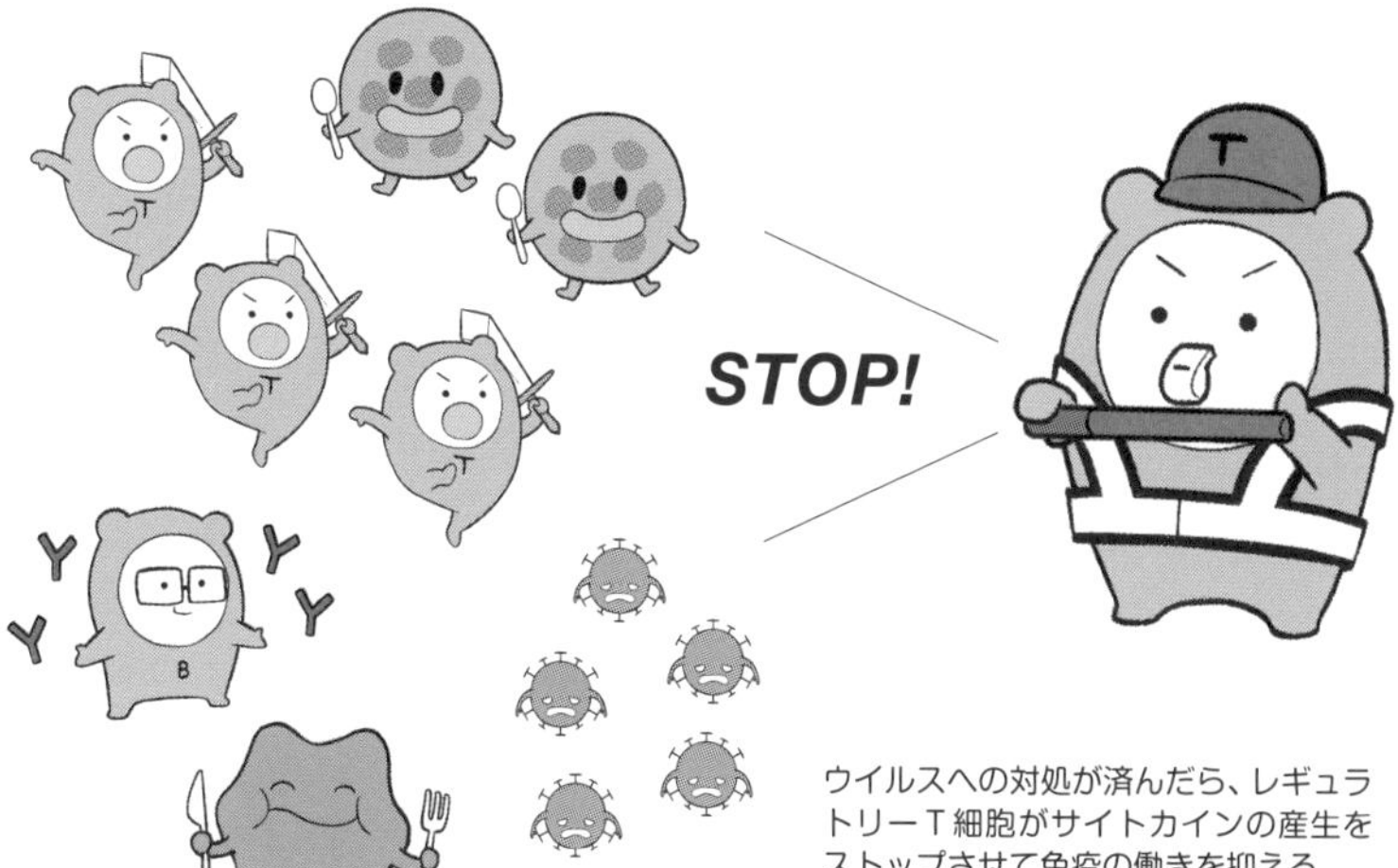

ウイルスへの対処が済んだら、レギュラトリーT細胞がサイトカインの産生をストップさせて免疫の働きを抑える

FACT 1

新型コロナウイルスの感染拡大は「ワクチン」では解決しない⁉

●ワクチン接種の主目的は「抗体」をつくること

いまも、ワクチンに関するメディアの情報は揺れています。

2020年8月には、世界保健機関（WHO）のテドロス・アダノム事務局長が「ワクチンが実用化されれば、流行は短縮される」「2年未満の収束を願う」といった趣旨の声明を発表。また日本でも、アメリカ、イギリスの大手製薬会社がワクチンを完成させた折には、1億数千万回分のワクチンが融通されるよう契約したと報道されています。

一方で、「ワクチンは理想的な新型コロナウイルス対策になる保証はない」と、安全性や効果に対する懸念も高まっています。「正しい情報を国民に伝えるべき」といいながら、その情報が責任ある立場から表明される様子はありません。

ワクチンは結局、打開策となるのか、ならないのか？　その結論がはっきりしない事情はすでに本書の冒頭でも触れていますが、改めてお伝えしましょう。

そもそも「ワクチン」とはなんでしょうか？

みなさんがワクチンに期待するイメージのとおり、一般のワクチンは「二度とそのウイルスに感染・発症しない身体」をつくるために接種します。

弱毒化した**ウイルスやウイルスの一部をリスクの少ないかたちで身体に取り込み、ウイルス感染と同じ状況をつくり出すことで免疫応答を起こし、B細胞に抗体を産生させることが目的**です。

抗体は、感染・発症中にウイルスを撃退します。そして、抗体をつくるB細胞は、身体のなかに残り続けます。次にウイルスが侵入した際に、すぐに抗体を大量につくることによって、未然に撃退する「感染予防」の役割を果たします。

例えば、**おたふく風邪や麻疹（はしか）のワクチンは、いちど接種して抗体ができれば、ほとんど一生、身体のなかに抗体をつくるB細胞が残り続け、再び同じウイルスが侵入したら感染を阻止する**ために働いてくれます。

このように、ワクチンとは、免疫システムに抗体をつくらせて、ウイルスの感染を未然に防ぐためのものです。

そのため、新型コロナウイルスのパンデミックが起こった当初は、「抗体をつくることで新型コロナウイルスの感染を予防できるワクチン」の開発がこの事態を抜け出すことにつながると考えられてきました。

しかし、次第にワクチンだけでは解決が困難である可能性が見えてきたのです。

●新型コロナウイルスにはワクチンが効かない？

世界中で新型コロナウイルス感染者の治療が行われるなかで、ほかのウイルス性疾患とは異なる、奇妙な現象が確認されたのです。

重症化した患者ほど、体内の抗体量が高まっている。

本来、抗体が多いのなら、それだけ新型コロナウイルスを撃退しているはずなのに、実際は重症化している。それはつまり、

「抗体は新型コロナウイルスからの回復にあまり寄与していない」

という可能性を示唆しています。

さらに、判明した意外な事実はそれだけではありませんでした。軽症であれ重症であれ、症状が回復した患者の体内から、抗体が消えていくことがわかってきたのです。多くの感染者において、回復後、数週間から数カ月のうちに、抗体がほとんど検出できないレベルに下がってしまうのです。

抗体は本来、回復後も体内に残り続けることで次の感染を防いでくれます。それが消えてしまうということは、残念ながらこういわざるを得ません。

「ワクチンで抗体をつくっても感染予防に寄与しない」可能性がある。

2020年春に判明したこの事実は、世界中の医療従事者、研究者に衝撃を持って受け止められました。

その頃メディアは、「ワクチンができれば感染拡大は収束する」「ワクチンはいつ完成するのか」「それは東京オリンピックに間に合うのか」という話題に終始していました。しかし、研究の現場ではワクチン開発への暗雲《あんうん》が立ち込めていたのです。

さらに新型コロナウイルスは、インフルエンザウイルスと同じように変化しやすいという特徴があります。そのため、ワクチンによって抗体をつくったとしても、時間がたつとウイルスが変化してしまい、その抗体が効かなくなる可能性があるのです。

これを裏づける事実として、いちど新型コロナウイルスに感染した人が、数カ月後に再度感染したという事例が出はじめています。

●いま、救世主と目されている「T細胞」とは

しかし、抗体が新型コロナウイルスの撃退に役立っていない可能性があるといっても、実際にほとんどの患者は感染症から回復しています。そこで、先に述べた免疫応答の仕組みを思い出してみてください。

体内に侵入したウイルスに対し、好中球やマクロファージなどの「自然免疫」が戦っているあいだに、ヘルパーT細胞の指令のもと「獲得免疫」の準備が進められます。

B細胞が抗体の産生に取りかかるのと同時進行でキラーT細胞が活性化し、ウイル

スに感染した細胞を処理し、それ以上のウイルス増殖を防いでいきます。

さらに、ウイルスを撃退したあとは、ウイルス情報を記憶したメモリーT細胞がつくられ、次の感染を未然に防ぎます。

そのため、抗体以上にいま、**新型コロナウイルスを撃退する立役者になっているのは「T細胞」なのではないか**と考えられているのです。

この「T細胞」は、今後のワクチン開発にも希望をもたらしています。

ワクチンにはふたつの種類があります。「生《なま》ワクチン」と「不活化《ふかつか》ワクチン」という言葉を耳にしたことがある方も多いのではないでしょうか。

「生ワクチン」とは、ウイルス自体は生きているものの、持っている病原性を弱らせたもの。自然に感染した状態とほぼ同じ獲得免疫の応答を引き起こし、B細胞による抗体もメモリーT細胞も得ることができます。ただし、軽度ですが感染症状も起こすことがあります。

一方、「不活化ワクチン」は病原性をなくしたウイルスの一部を接種するもので、症状を起こすことはほぼありません。安全性は高いのですが、免疫応答が弱く、B細胞による抗体の産生は得られても、キラーT細胞の反応は得られません。

そのため、**ワクチン開発ではT細胞の免疫応答を得ることを念頭においた「生ワクチン」に期待が寄せられています。**ただし、症状が出るリスクがあるため、その開発には慎重を期する必要があるのです。

さらに、T細胞は感染予防のみならず、新型コロナウイルス特有の「サイトカインストーム」という重症化の防止にも大きく関与していることがわかってきました。「サイトカインストーム」とはなにか、その防止にT細胞がどのように寄与しているのかは、次のFACT2で説明しましょう。

FACT **2**

新型コロナウイルス感染症は「サイトカインストーム症候群」である

●全身に炎症を引き起こす「サイトカインストーム」

「新型コロナウイルス感染症はサイトカインストーム症候群である」という学説は、注意深くニュースをご覧になっている方はすでにご存じだと思います。

「サイトカインストーム」という現象が体内で起こることで、新型コロナウイルス感染症は重症化に至ることを、2020年5月に量子科学技術研究開発機構理事長で前大阪大学総長の平野俊夫《ひらのとしお》先生があきらかにされました。

国内における新型コロナウイルス感染症では、感染しても約80％の患者が無症状か軽症で済むものの、高齢者や基礎疾患のある患者を中心に約15％は重症肺炎になり、約5％は致死的なARDS（急性呼吸促迫症候群）という呼吸不全に至ります。

新型コロナウイルス感染症において「重症化」というのは、この5％を指します。ARDSに陥り、ICU（集中治療室）での治療が必要となった状態です。

重症化から回復しない場合、数日のうちに呼吸不全は呼吸困難へと進行し、深刻な炎症に陥った心肺は機能しなくなるため、ECMO（エクモ）という人工心肺装置を装着。ここまで至ると、残念ながら8割方の患者は命を落としてしまいます。

これを聞くと、「新型コロナウイルスはなんと恐ろしい毒性を持っているんだ」と思うのですが、こうした症状の悪化の原因はウイルスの病原性だけではないことがわかっています。**ウイルス単体の毒性でいえば、インフルエンザウイルスのほうがよほど怖い**のです。

では、なぜ世界で100万人以上もの方が命を落としているのか？

その答えが、「サイトカインストーム」です。本来、わたしたちの身体を守るはずの免疫細胞が火の嵐のように暴走し、全身に炎症を引き起こす免疫の過剰反応が、この感染症の重症化の原因なのです。

●「サイトカインストーム」はなぜ起こる？

「サイトカイン」は、先に述べた、免疫の仕組みのなかでも出てきた言葉です。**免疫細胞同士が互いに協力したり、ウイルスとの戦いを有利に進めたりするために使う、免疫細胞が出す物質のこと**を指します。

・特定の免疫細胞を活性化させる
・免疫細胞を呼び寄せる
・感染した細胞周辺に炎症を起こし、血流量を高めて免疫細胞が集まりやすくする
・体温を高め、ウイルスの活性を下げる

サイトカインはこうした機能を担っており、例えば司令官役のヘルパーT細胞が、B細胞に抗体をつくるよう指示したり、キラーT細胞に出動要請をかけたりするのにも使います。

しかし、サイトカインにはガソリンのように危険な側面もあります。サイトカインの産生量が度を越せば、炎症は拡大して内臓や血管の機能不全を引き起こします。その「やり過ぎ」の状態がサイトカインストームです。

新型コロナウイルス感染症を「サイトカインストーム症候群」であると示した平野先生の研究では、主に肺組織にいるマクロファージから放出されるサイトカインが〝主犯〟とされています。

ウイルスに感染した細胞がSOS物質を放出し、免疫細胞を呼び寄せ活性化したり、マクロファージからサイトカインを放出させたりします。そのサイトカインに刺激された免疫細胞や組織細胞がさらにサイトカインを放出します。

このようにして、新型コロナウイルスの感染が引き金となり、免疫細胞や組織細胞によるサイトカインの産生が続いたのち、その共鳴を一気に増幅させる「ＩＬ‐６アンプ」というスイッチが押されます。

そして、細胞間のサイトカイン放出の呼応が一気に増加し、サイトカインによる炎症はまたたく間に広がり、心肺が機能不全を起こすほどの肺炎となるのです。

サイトカインストーム自体は、インフルエンザなどほかの重症化リスクのあるウイルスでも起こり得ることですが、新型コロナウイルスはとくに起きやすいことが脅威となっています。

●重症化のもうひとつの原因は「レギュラトリーT細胞」の不在

そして、このサイトカインストームで、もうひとつ炎症を悪化させるファクターがあります。それが、「免疫ブレーキの故障」です。

免疫細胞のなかで、とくにサイトカインを放出するのはマクロファージです。暴走状態に陥ったB細胞は抗体をつくり続け、その抗体はマクロファージを刺激し、サイトカインを放出させます（先に述べた、重症患者ほど抗体の検出量が多いのも、このサイトカインストームによる免疫細胞の暴走の痕跡である可能性が考えられます）。

さらに、活性化し過ぎた好中球やマクロファージは、貪食だけでなく、自爆攻撃によってドロドロのネット状の物質を放出してウイルスを捕まえようとします。その結果、血液がドロドロになって毛細血管に血栓を生じさせます。さらにある種のサイトカインは直接、血管の細胞を刺激して、血栓ができやすくします。こうしてさまざまな臓器で血栓ができることにより、炎症の拡大や壊死《えし》を引き起こしていくのです。

さて、ここでもういちど、免疫の仕組みを思い出してみましょう。正常な状態であれば、ウイルスの感染に対して免疫応答が行われたあと、免疫細胞たちに「撤収」を呼びかける細胞がいました。

そう、**「レギュラトリーT細胞」**です。

ヘルパーT細胞、キラーT細胞と同じT細胞の一種で、免疫細胞たちを制御することが役割です。**この細胞が正常に機能していれば、サイトカインストームもまた抑制されたはず**です。

しかし、新型コロナウイルスに感染し、重症化した患者の血液中からは、このレギュラトリーT細胞を含むT細胞全般が極端に減ってしまっていることがわかっています。その原因はまだまだ研究途上ですが、以下のふたつの理由が想定されています。

① 新型コロナウイルスの感染によるT細胞の減少？

どうやら新型コロナウイルスは組織細胞だけでなく、免疫細胞であるT細胞にも感染し、減少させている可能性があると考えられています。ただこれはまだ仮説の段階で、今後の研究が待たれます。

そのほか、炎症を起こしているところへ動員されてしまっている可能性や、T細胞が生き続けるために必要な因子が枯渇《こかつ》してしまっている可能性などがあります。

重症者の体内からは、ウイルス撃退の実行を担うキラーT細胞も減少していますが、司令官の役割を担うヘルパーT細胞と調節役のレギュラトリーT細胞の減少が著《いちじる》しく、これが免疫力低下の一因となり、サイトカインストームの発生を食い止めることができなくなっていると考えられています。

② 基礎疾患や生活習慣の乱れによるレギュラトリーT細胞の減少

免疫細胞はわたしたちの身体から生み出される、身体の一部分です。そのため、健康状態を悪化させるような生活習慣や、基礎疾患による臓器の不調があれば、免疫細胞も不健康となり、正常に機能しません。

とくに、**レギュラトリーT細胞は腸に多く生息する免疫細胞**です。腸内環境が著しく悪化している身体では、新型コロナウイルスが感染する前からレギュラトリーT細胞が少なく、サイトカインストームを起こしやすい状態にあることが予想されます。

こうした要因のなかでもとくに、②の基礎疾患や生活習慣の乱れによる不健康がレギュラトリーT細胞減少の原因となっている点は、極めて重要です。

なぜなら、実際に国内外における新型コロナウイルスの死亡者の多くは、肥満症、あるいは糖尿病や高血圧などの基礎疾患を抱える患者であるからです。

こうした患者は、レギュラトリーT細胞の減少や機能低下によって、そもそもサイトカインの産生を誘発しやすい状態にあると考えられます。それについては、次のFACT3で詳しくご説明しましょう。

FACT 3

肥満・糖尿病などの基礎疾患を持つ人は重症化リスクが高まる

●サイトカインストームは「免疫力低下」と「慢性炎症」で起こる

新型コロナウイルスで重症化し、亡くなった方の多くは高齢者です。

高齢であるということは、残念ながら大きな重症化リスクです。なぜなら、高齢であるほど免疫力は低い傾向にあり、とくにレギュラトリーT細胞の機能が低下していて、炎症を起こしやすい状態になっているからです。また高齢者は、なんらかの持病を持つ方が多いということもあります。

一方、高齢ではないのに重症化、または亡くなられた方の多くは、簡単にいってしまえば「不健康な状態」にあったといえるでしょう。
アメリカの疾病予防管理センター（ＣＤＣ）の発表したガイドラインによれば、重症化リスクが高いのは、左記のような疾患を持つ方です。

ここに該当する方、とくに上段の疾患に該当する方は、若年層でも重症化リスクを持っているとお考えください。まして高齢のうえ、上段の疾患を持っている方は、かなり重症化リスクが高いと考えられます。

下段の「重症化リスクが高くなる可能性がある基礎疾患や状態」については、あくまで「可能性」です。実際に、妊娠が直接の重症化の原因といえる事例はないはずです。下段の症状は直接の重症化の原因というより、上段の高い重症化リスクの症状につながる可能性を持った疾患や状態ととらえるのがいいでしょう。
ただし、「高血圧」は肥満と同様にあらゆる疾患の予備軍ともいえる症状です。実際の重症患者に多い症状ですから、該当する方はご注意ください。

年齢にかかわらず、重症化リスクが高くなる基礎疾患

- ☑ がん
- ☑ 慢性腎疾患
- ☑ 慢性閉塞性肺疾患（COPD）
- ☑ 臓器移植による免疫不全状態（免疫システム減弱）
- ☑ 肥満（BMI30以上）
- ☑ 心不全、冠動脈疾患、心筋症などの深刻な心臓疾患
- ☑ 鎌状《かまじょう》赤血球症
- ☑ 2型糖尿病

重症化リスクが高くなる可能性がある基礎疾患や状態

- ☑ 喘息《ぜんそく》（中等度～重度）
- ☑ 脳血管疾患（血管と脳への血液供給に影響を与える）
- ☑ 嚢胞《のうほう》性線維症
- ☑ 高血圧または高血圧症
- ☑ 造血幹《ぞうけつかん》細胞移植、免疫不全、HIV、副腎皮質ステロイド使用、ほかの免疫抑制薬の使用による免疫不全状態
- ☑ 認知症などの神経学的状態
- ☑ 肝疾患
- ☑ 妊娠
- ☑ 肺線維症（肺組織に損傷または瘢痕《はんこん》がある）
- ☑ 喫煙
- ☑ サラセミア（血液疾患の一種）
- ☑ 1型糖尿病

※米国疾病予防管理センター（CDC）「People at Increased Risk for Severe Illness」より作成

●欧米での死者数増大の一因は「肥満率の高さ」？

前ページ上段の基礎疾患がなぜ重症化リスクになるかというと、それは「慢性炎症」と「免疫力の低下」につながるからです。そのどちらもサイトカインストームを誘発する危険があります。

サイトカインは免疫細胞が放出するだけでなく、ウイルスなどの攻撃を受けて炎症を起こした組織細胞も産生します。しかし、**新型コロナウイルス感染前から、すでに炎症がある場合、サイトカインの産生と増幅がよりスムーズに進んでしまい、サイトカインストームが起こりやすくなります。**

だから、慢性炎症をともなう基礎疾患は危険なのです。呼吸器に慢性疾患があれば、それは呼吸器に慢性炎症があるということ。糖尿病であれば、高血糖状態によって全身が慢性炎症の状態であることがリスクになります。

とくに気をつけていただきたいのは、肥満です。そのほかの基礎疾患は明確な病気であるため、自分の不健康を強く自覚すると思います。しかし、肥満については軽く見ている方が多いのではないでしょうか。

肥満とは、脂肪細胞が肥大した状態です。実は肥大化した脂肪細胞からは、炎症を引き起こすサイトカインがたくさん放出されます。そのため、肥満は全身性の慢性炎症といえるのです。

新型コロナウイルスによって、甚大な死者数となってしまった欧米では、その多くが肥満だったといわれており、実際にイギリスでは、ICUに運ばれた重症者の約73％が肥満だったという調査もあります。

さらにいえば、欧米で被害が大きく、比較的アジアで被害が抑えられた要因のひとつは、肥満をはじめとする基礎的な健康状態にあったとも考えられています。

というのも、アジアと欧米諸国では人口に対する肥満症患者の割合がまったく異なるからです。

日本………4・3％
中国………6・2％
イタリア…19・9％
イギリス…27・8％
アメリカ…36・2％

先にも述べたとおり、そもそも、日本ではＢＭＩ25を肥満の基準としていますが、海外ではＢＭＩ30を基準としています。そのうえで、これだけの差があるのです。**肥満は全身の慢性炎症であり、高血圧や糖尿病などの生活習慣病をはじめ、あらゆる疾患と密接に関連**していて、肥満率が高ければ疾患を抱える方も多くなります。

断定はできませんが、こうした健康状態のちがいが、欧米諸国での深刻な重症者数、死者数に結びついたことが想定されます。

いずれにしろ、わたしたちが健康的な生活を送ろうとするうえで、肥満というのは本当に注意しなければならないものです。第2章でもより詳細に解説しますので、自分や周囲の人にあてはまるようであれば、とくに注意深くお読みいただければと思います。

新型コロナウイルス感染症の研究は日進月歩《にっしんげっぽ》していて、どのような人がどれくらい重症化のリスクが高いのかがわかってきています。リスクを数値で教えてくれる検査も今後出てくる予定です。

このような検査で自分の新型コロナウイルス感染症の重症化リスクを知り、リスクの高い人はとくに感染予防を心がけ、感染してしまった場合はすぐに治療を開始するようにすることで、効率的な対応ができるようになってくるでしょう。

●「不健康」がレギュラトリーT細胞を減少させる

サプリで摂《と》れる栄養素や、飲料で摂れる乳酸菌は、外部から活きのいいモノを摂取できますが、免疫細胞はそうはいきません。身体の健康状態が悪ければ、免疫細胞も健康ではいられないのです。

基礎疾患には必ず原因があります。健康な状態から病気になるわけではなく、**不健康な生活習慣の結果として疾患を抱える**のです。よって基礎疾患を持つ方の多くは、基本的な健康状態が良くない方が多いでしょう。

また、具体的な疾患はなくても高血圧や肥満などは不健康の証です。

そのため、不健康な方々の免疫細胞もまた、正常とは言い難い状態にあります。免疫細胞の数が少なかったり、活性が低かったり、特定の免疫細胞が少なくバランスが悪かったりすることで免疫力は低下します。

好中球やマクロファージなど、真っ先にウイルスと戦う自然免疫が弱ければ、新型コロナウイルスの組織細胞への感染を簡単に許してしまいます。

ヘルパーT細胞などの獲得免疫の動きが鈍《にぶ》れば、そのあいだにウイルスはどんどん増殖し、サイトカインストーム発生の土台が築かれてしまいます。

そして、実際に糖尿病をはじめとする**基礎疾患を持つ方には、免疫の暴走を制御してサイトカインストームを抑えるはずの「レギュラトリーT細胞」の検出レベルが低い**こともわかっています。

基礎疾患や生活習慣による不健康は、慢性炎症と免疫力低下のダブルの影響でサイトカインストームを誘発してしまいます。

この状況の改善には、健康状態の維持しかありません。健康と免疫力のメカニズム、そして具体的な習慣づくりについては、この先の第2章、第3章をぜひご覧ください。

FACT 4

アジアでの重症化を低く抑えた「ファクターX」の存在

●アジア諸国と他地域の死者数の差

ここまでの説明で、新型コロナウイルス感染症の克服には健康管理による免疫力の向上が重要であることはご理解いただけたと思います。

第2章に入る前に、もう少し、新型コロナウイルス感染症に関する事実をお伝えしたいと思います。

今回のパンデミックでは、アジアと欧米で大きく被害状況に差が出ましたが、その要因は、先に述べた健康水準のちがいだけでは説明できません。

とくに日本では、中国のように強権的なロックダウンを行ったわけでも、台湾のように各国から賞賛される国家レベルの対策を打ったわけでもありません。

緊急事態宣言の発出によって感染の広がりをある程度抑えられたことは確かですが、欧米に比べ1カ月近く中国からの入国制限は遅れ、宣言発出まで満員電車は変わらずに走り続け、すでにかなりの数の国民に感染していることは明白でした。

しかし、PCR検査の体制が整わず、発症した患者にしか検査が行われなかったため、その実態も見えないままにときがたっていったのです。

それでも、世界、とくに欧米と比較すれば奇跡のように少ない発症者数、死亡者数で今日まで推移しています。**国民の健康水準だけでなく、感染または発症を防いだ、なんらかの外的要因があったことは間違いない**でしょう。

日本において被害が抑えられた未知の要因を、京都大学の山中伸弥《やまなかしんや》教授は「ファクターX」と名づけ、その解明が進められています。ここでは、日本に限らず広くアジアの範囲で「ファクターX」について考えてみましょう。

まずは、新型コロナウイルス感染症による被害状況をデータで見てみましょう。次ページの表は、２０２０年９月段階での新型コロナウイルスの流行状況のデータです。「感染者数における死亡者数の比率」を見ると、感染症の被害が甚大だった欧米、中南米と日本・中国・韓国の数値に大きな差はないように見えます。しかし、実際のところ「感染者数」は各国の検査体制に左右されるため、あまり参考になりません。

そこで、注目すべきは「人口１００万人あたりの死亡者数」です。アメリカやブラジルでは１００万人あたりで５００人以上が死亡。同等かそれ以上の死者が、欧州や南米地域で出ています。

一方、日本、中国、韓国のほか、この表にはない東南アジア諸国を含む**アジア全体で、１００万人あたりの死者数は低い数値を示しています。**また、死者数だけでなく、１００万人あたりの感染者数も少ない傾向にあります。

結論からお伝えしましょう。

新型コロナウイルスの流行状況

国	感染者数（人）	死亡者数（人）	人口100万人あたりの死亡者数（人）	感染者数における死亡率（%）
アメリカ	7,115,491	204,642	618.2	2.9
インド	6,312,584	98,678	71.5	1.6
ブラジル	4,777,522	142,921	672.4	3.0
ロシア	1,185,231	20,891	143.2	1.8
コロンビア	824,042	25,828	507.6	3.1
ペルー	811,768	32,396	982.5	4.0
スペイン	779,659	32,114	686.9	4.1
メキシコ	738,163	77,163	598.5	10.5
アルゼンチン	736,609	16,519	365.5	2.2
南アフリカ	674,339	16,734	282.1	2.5
日本	83,563	1,571	12.5	1.9
中国	91,252	4,746	3.3	5.2
韓国	23,889	413	7.9	1.7

※WHO「Coronavirus disease (COVID-19) pandemic」、総務省統計局のデータをもとに作成（2020年10月1日時点）

アジア諸国の被害の少なさの要因であるファクターXは、**「BCGワクチン」と「交差免疫」**の存在なのではないかと考えられています。

●BCGワクチン接種国では感染者数・死亡者数が少ない

BCGワクチンは子どもの結核予防で接種するワクチンで、日本では1949年から接種が法制化されています。二の腕に痕《あと》が残る、あの注射ですね。

ちなみに、かつては乳幼児、小学生、中学生の計3回接種が行われましたが、現在では乳児期に1回接種するだけに変わっています。

BCGワクチンによる新型コロナウイルスの感染・重症化の抑制には懐疑《かいぎ》論もありますが、実際に接種を行っている国では感染者数・死亡者数ともに驚くほどはっきりと抑えられているのが事実です。

例えば、スペインとポルトガルは同じイベリア半島にあり、人の行き来も多く、人種や食文化は似ています。

しかし、**ＢＣＧ接種国であるポルトガルの感染者数・死亡者数はスペインよりもずっと低い**のです。人口１００万人あたりの死亡者数（２０２０年10月1日現在）では、スペイン６８７人に対し、ポルトガル１９２人。３分の１以上の被害状況の開きがあります。

また、ＢＣＧワクチンにもいくつかの種類があり、１９２１年に開発された古いタイプのワクチンほど新型コロナウイルスを抑制する効果が高いことが、データから見てとれます。

例えば、同じドイツ国内でもベルリンの壁崩壊までは古いタイプのワクチンを使用していた旧東ドイツ地域と、新しいタイプのワクチンを使用していた旧西ドイツ地域とでは、感染者数・死亡者数に有意な差が出たことがわかっています。

なお、日本のＢＣＧワクチンは、まさに古いタイプにあたります。

そうしたタイプのちがいはあれ、アジア圏のほとんどの国ではＢＣＧ接種が義務づけられています。

それに対し、新型コロナウイルスによる甚大な被害を受けているアメリカやイタリアでは、ＢＣＧ接種を義務づけてきませんでした。また、欧州では多くの国が１９７０年代以降、ＢＣＧの接種を中止していたのです。

１１８カ国のＢＣＧ接種状況と新型コロナウイルスの被害状況との関連性を調べた、昭和大学の大森亨《おおもりとおる》准教授の研究によれば、**感染者数の増加速度で約１・７倍、死亡者数の増加速度で約２・４倍の差が生じている**ことがわかっています。

ＢＣＧが新型コロナウイルスを抑えるメカニズムは明確になっていません。しかし、以前からＢＣＧが免疫力を強化し、とくに乳幼児では結核以外の病気に対する耐性を高め、死亡率を半分にしていることがあきらかになっています。

また高齢者に対しても、呼吸器への感染を減少させる効果があることが報告されています。

さまざまな研究から、ＢＣＧには免疫系を訓練して、活性化しやすい状態にする効果があると考えられているのです。

●ほかのコロナウイルスによる「メモリーT細胞」の存在

もうひとつのアジア圏におけるファクターXは、「交差免疫」です。

アジア圏では、過去にも別種のコロナウイルスに感染した経験のある人が多く、新型コロナウイルスに対して獲得免疫が機能したのではないか、と考えられています。

このように、**近縁のウイルスで得た獲得免疫が機能することを「交差免疫」といいます。**

近年に確認されたコロナウイルスは7種類あります。

・新型コロナウイルス
・SARS（重症急性呼吸器症候群）……2002年に中国で発生
・MERS（中東呼吸器症候群）……2012年にアラビア半島で発生
・そのほか、4種類の普通の鼻風邪ウイルス

これらはすべて、コロナウイルスの仲間たちです。前半の3種類は下気道（気管・気管支・肺）に感染し、肺炎などの重篤《じゅうとく》な症状をもたらすコロナウイルスですが、あとの4種のコロナウイルスは上気道（鼻・口・咽頭）に軽い風邪の症状を起こすだけ。日本の風邪のなかではライノウイルスに次いで2番目に感染が多い、ありふれた鼻風邪のウイルスです。おそらく、多くの方に感染の経験があるはずです。

新型コロナウイルスも、SARS、MERS、鼻風邪のウイルスも、同じコロナウイルスである以上、遺伝子の構造は似通っています。

そのため、別のコロナウイルスの情報を記憶した**「メモリーB細胞」や「メモリーT細胞」などの免疫細胞が、新型コロナウイルスにも共通する目印を見つけて対処した**のではないかと考えられています。

実際に、アメリカでは新型コロナウイルスの症状がない健康な人の4割から6割が、新型コロナウイルスに反応するT細胞を持っていたことがわかっています。

ＳＡＲＳは中国で発生してアジアに広がり、ＭＥＲＳも中東から発生して中国にも広がったように、コロナウイルスの中心地はアジアといえます。

そのため、アジアではアメリカ以上に、交差免疫による新型コロナウイルスにも反応するＴ細胞を持つ人の割合が高い可能性があるのです。

まだまだ検証段階ではありますが、これが実証されれば、**ＰＣＲ検査や抗体検査だけではなく、Ｔ細胞の検査によって感染リスクを測ることが、新型コロナウイルス感染症の拡大抑止に重要な役割を果たす**でしょう。

FACT 5

軽症でも背負う「後遺症」の恐怖と感染力を強めるウイルスの進化

●重症者はもちろん、軽症者にもある「後遺症」の可能性

健康でさえあれば重症化を避《さ》けられる新型コロナウイルスのメカニズムは、いま、特別な重症化リスクを持たない読者のみなさんに、安心感を与えたかもしれません。

無用な心配をすることはストレスの観点からも避けるべきです。しかし、奔放《ほんぽう》に出かけて人と触れ合い、感染リスクのある行動を取っていい、というわけではありません。あたりまえですが、**感染しないのに越したことはない**のです。

新型コロナウイルスは「重症化しなければただの風邪」というわけではありません。軽症でも肺炎症状を含んでいますから、当然ながら症状は苦しいはずです。

そして、新型コロナウイルス感染症は、軽症であっても今後の人生に影響する後遺症を残してしまう可能性があるのです。

後遺症の程度は、感染時に重症であればあるほど重いものとなります。重症者の体内ではサイトカインストームの発生によって免疫細胞が暴走し、心肺に甚大な炎症を引き起こします。死の淵《ふち》から生還し、ウイルスは排除できたとしても、**炎症にともなう器官のダメージはそう簡単には回復しません。**

実際に、重症まで至った患者の多くが、その後も長期にわたって入院を必要とし、退院後も息苦しさを感じています。

これは、新型コロナウイルス感染症の特異な症状といえます。インフルエンザでもウイルスの毒性によって肺炎を発症し、その影響が続くことはありますが、最終的には完治して後遺症にはあまり発展しません。

こうした後遺症は、同じコロナウイルスに属するSARS患者の海外の症例でも報告があるため、コロナウイルスに特異な現象なのかもしれません。具体的な後遺症の実態については、今後、5年、10年といった長期的なスパンで事例が確認されていくはずです。

また、先に述べたとおり、この後遺症は軽症の方にも起こり得ます。

軽症の方でもサイトカインの産生と免疫の暴走は低いレベルで起こっており、自覚のないまま肺炎症状に至っていることは十分に考えられます。

後遺症を負わないためには、症状の初期段階でしっかり医師の診察を受け、症状の進行を抑えることがなにより大切です。

現在、医療の現場では、抗ウイルス薬の「レムデシビル」によるウイルス増殖の抑制だけでなく、免疫の暴走を抑える治療が重要な対策になっています。

2020年7月には、ステロイドの一種「デキサメタゾン」が新型コロナウイルス感染症への処方に対して厚生労働省より承認されました。デキサメタゾンはもともとリウマチの薬で、免疫の暴走を抑制する効果があります。

また、「トシリズマブ」「サリルマブ」「アナキンラ」といった、免疫の暴走をターゲットにした薬剤などについても、承認に向け治験が進んでいます。

早期に治療を開始し、ウイルスの増殖と免疫の暴走を抑えることは、重症化を防ぐだけでなく、後遺症を防ぐことにもつながります。

今後、新型コロナウイルスによる感染者数が低下していったとしても油断せず、感染の疑いがある場合は、すぐに医療機関の診察を受けてください。

●ウイルスは「生き残る」ために変化し続ける

新型コロナウイルスは、いまこの瞬間も新しいタイプへと変化を続けています。ウイルスは細胞に感染し、自分自身をコピーして増殖するときに、遺伝子に頻繁《ひんぱん》にエラーを起こします。

つまり、まったく同じ遺伝子を複製するのではなく、少しずつランダムにちがうものを複製しているのです。

その結果、以前より毒性の強いものや、逆に弱いものなど、その特性をどんどん変化させ、より適応し、生存できるウイルスへと変貌《へんぼう》を繰り返しています。

いま、新型コロナウイルスは生存のためにより感染力を強めている、と考えられています。

2019年12月の武漢での発生以降、新型コロナウイルスはアジアから欧米へと感染を拡大。日本で緊急事態宣言が発出された2020年4月から5月にかけて、アジア・欧米の先進国では感染のピークを迎えました。

しかし、2020年9月現在も世界の感染者数は増加し続けています。アメリカ、ブラジル、インドなどの大国での感染拡大が止まらないほか、現在まで途上国での感染が拡大しています。

６月に世界の感染者数は１０００万人を超え、９月には３０００万人を突破。また、死亡者数は１００万人以上にも達しています。下のグラフのように、現在まで新型コロナウイルスの猛威は加速の一途をたどっています。

最近の日本においては、**感染者数の拡大に対し、死亡者の割合は減少傾向**にあります。そのため、「ウイルスが弱毒化しているのではないか」と、一部報道で指摘されています。

世界の感染者数と死亡者数（累計）

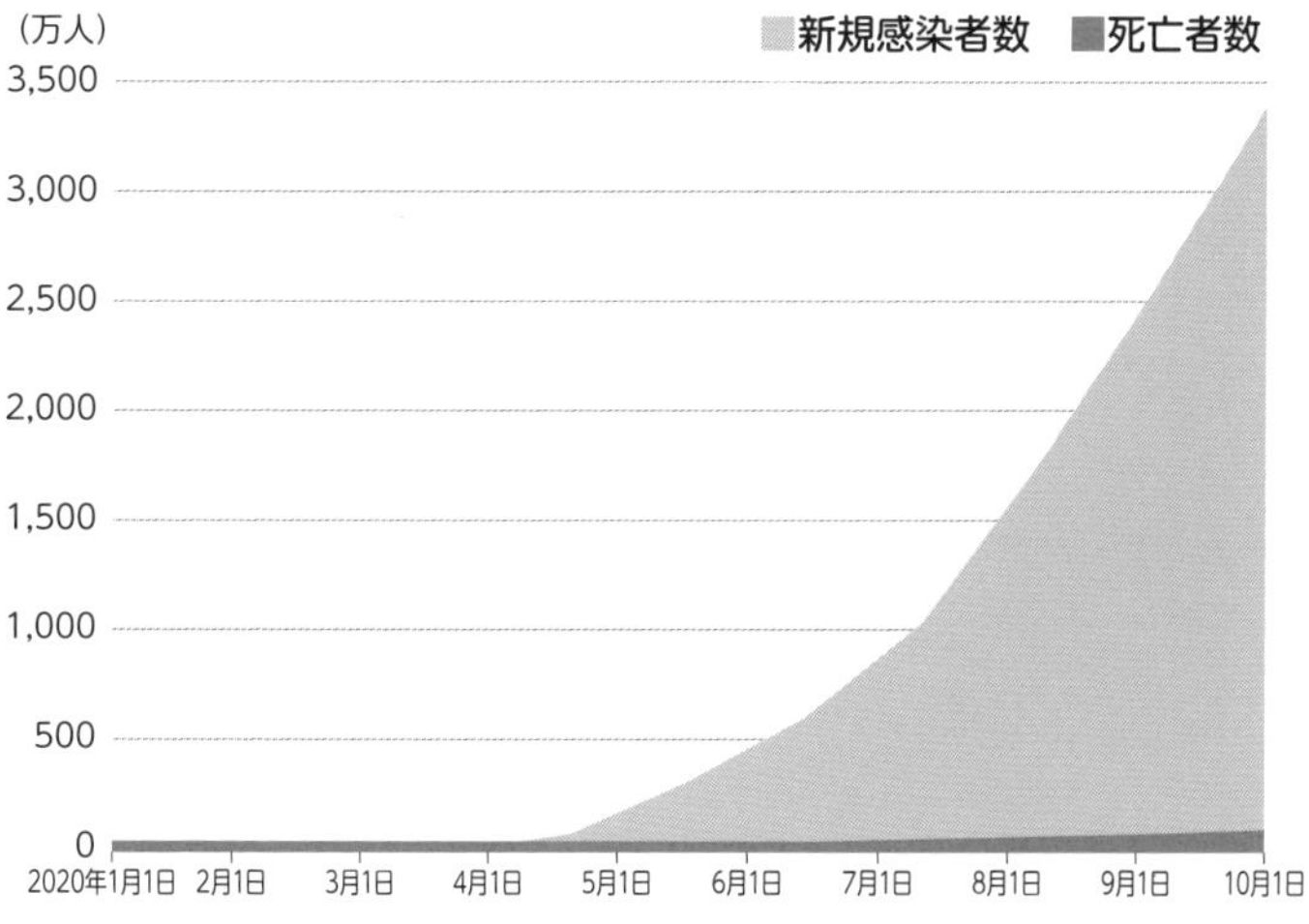

※WHO「Coronavirus disease (COVID-19) pandemic」の数値をもとに作成

しかし、いまのところ新型コロナウイルスの「感染力が高まった」とする報告はありますが、「重症化しにくくなった」というものはありません。

一見このように見える原因は、感染初期の頃は症状が出た人だけにPCR検査を行っていたのに対し、最近では濃厚接触者であれば、症状がなくても検査が行われるようになっていることにあります。

無症状や軽症の感染者も発見できるようになっているため、相対的に重症化患者や死亡者が減ったように見えているのです。

感染者に占める20代、30代の占める割合が多いのもそのためです。

さらに季節の問題もあります。ウイルス感染症ではよくあることですが、夏場は感染や重症化が起きにくくなる傾向があります。

欧米で新型コロナが高い致死率を示していた3、4月の頃、南半球で夏場であったブラジルでは致死率は低かったのです。ところが冬場となる6、7月頃から急速に致死率が上がってきています。日本では**11月以降、十分に警戒する必要がある**かもしれません。

今後、新型コロナウイルスがどのように変化していくのかは誰にもわかりません。突然、毒性の強いウイルスが感染を広げる可能性も否定できません。

あくまで、現在までゲノム解析によって新型コロナウイルスは多種多様に変化していること、そして結果として感染力が高まっていると推測されているだけです。

また、仮に弱毒化したとしても、それがわたしたちにとってただ単純に安心できる変化とも限りません。

先にも述べたように、**重症化リスクを持つ人にとって危険であることに変わりはないからです。**感染力が高まっているぶん、重症化リスクを持つ人にも感染する可能性も高まっています。今後さらに感染力を高める方向に進化していく可能性も否定はできません。

そうであれば、わたしたちが取り組むべきことは、**外からの感染防止対策だけでは不十分**なのです。

新型コロナウイルスへの対策として、**より根本的に大切なのは重症化リスクを下げること。つまり免疫力を高め、健康な身体を維持する生活を心がけること**です。

そのための指針として、続く第2章では免疫力と関わりの深い「腸内環境」、そして「自律神経」のメカニズムについてお伝えします。

第2章

「腸内環境」と「自律神経」から免疫力を高める

免疫力向上の基礎は腸内環境の改善にあり！

●感染症対策で重要な「免疫力」とは

第1章では、免疫の仕組みと、新型コロナウイルス感染症に関していまわかっていることをお伝えしました。

改めて、新型コロナウイルス感染症の重症化に関する点について、重要なポイントを簡単に確認しておきましょう。

①不健康な状態だと免疫力が低下する

②免疫力が低いと新型コロナウイルスに感染しやすく、増殖を止められない

③ウイルスに対抗し、免疫細胞が「サイトカイン」をたくさん出しはじめる
④レギュラトリーT細胞が減っていると、免疫が暴走する（サイトカインストーム）
⑤免疫が肺などの組織細胞を攻撃し、肺炎や呼吸不全を引き起こす

免疫力が低く、ウイルスに感染したとしても、ふつうの風邪は③までなのです。インフルエンザなど感染力と毒性の強いウイルスでは、ウイルス単体の力で肺炎に至ることもありますが、多くは炎症で弱った肺に細菌が入って肺炎に至る二次感染が原因です。

しかし、新型コロナウイルスは、サイトカインストームを引き起こし、炎症を拡大して致命的な重症化に至らせることが脅威なのです。

そのため、

・感染しない、感染してもすぐ追い出せる免疫力 ⬇ 自然免疫と獲得免疫
・免疫の暴走を食い止める免疫力 ⬇ レギュラトリーT細胞

こうした免疫の力を高めておくことが、新型コロナウイルス感染症対策では重要なのです。

●「腸」が免疫細胞の7割を抱えている

では、免疫力はどうすれば高めることができるのでしょうか?

そのカギを握る最重要ポイントが「腸内環境」です。**腸には、身体のなかの免疫細胞の7割が生息しています。**

「え? 血管にいるんじゃないの?」と思いますよね。もちろん、血液のなかにもいますし、リンパ管を通るリンパ液のなかにもいます。それらを移動手段として、目、鼻、口、気管などの粘膜や、脳をはじめとする全身の臓器にもいます。

そのうえで、7割の免疫細胞が、「腸壁《ちょうへき》」という腸の内側の表皮《ひょうひ》のなかに集まっているのです。それだけ、身体にとって腸という器官が重要だということです。

腸は食べ物から栄養を吸収し、血液に乗せて全身の細胞へ送り出す器官です。しかし腸には、食べ物と一緒にたくさんのウイルスなどの病原菌も運ばれてきます。

腸を守らずにいたら、食べ物の栄養と一緒にウイルスも全身に送ってしまうため、免疫細胞が腸の守りをガチガチに固めているのです。

下の図のように、腸壁は絨毯《じゅうたん》のように「絨毛《じゅうもう》」という細かい突起で覆われています。これは、表面積を広げることで食べ物の栄養を漏れなく吸収できるようにするため。その表面はすべて、ムチンなどの粘膜でガードされています。

腸壁を覆う「絨毛」と、免疫細胞のいる「パイエル板」

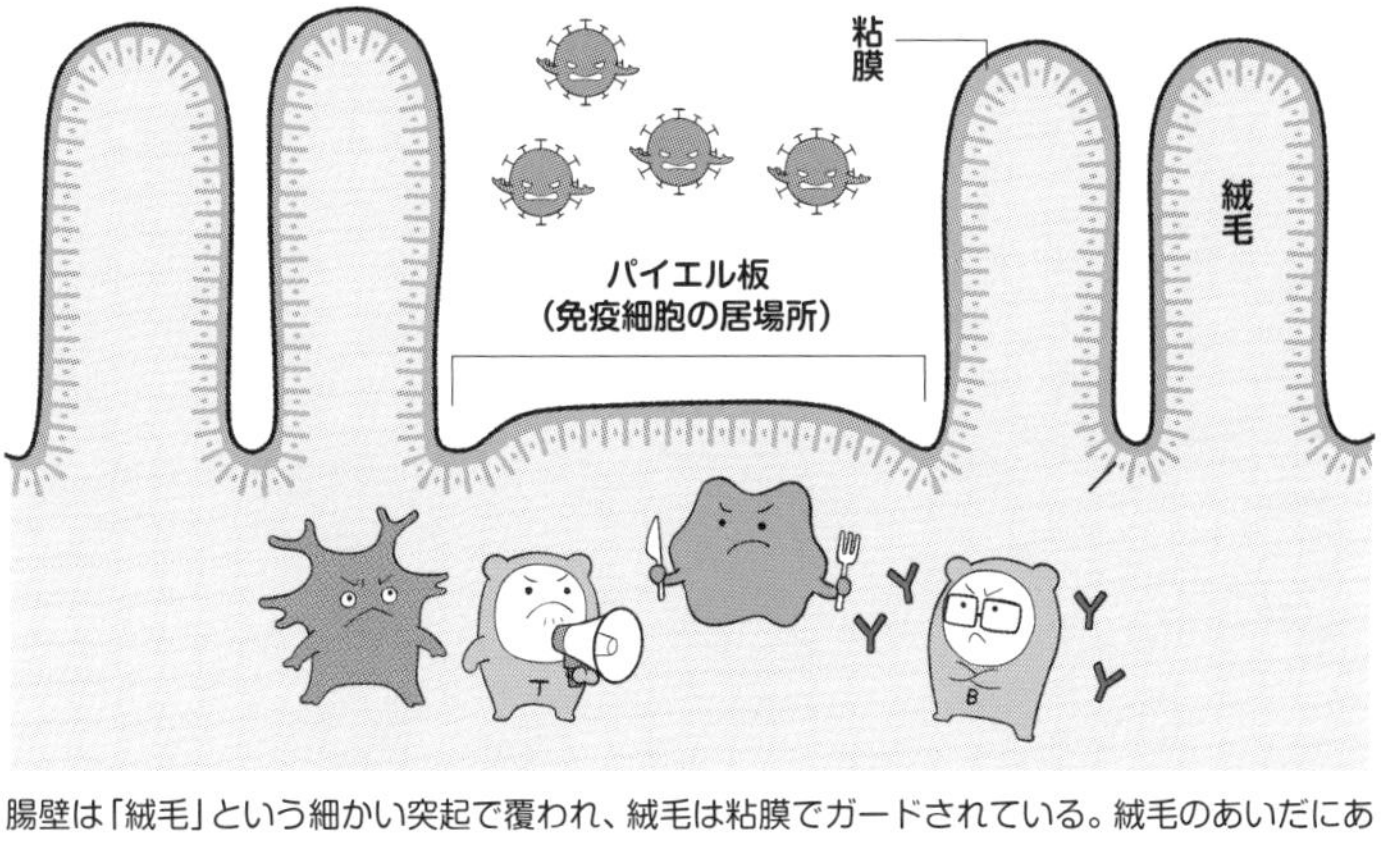

腸壁は「絨毛」という細かい突起で覆われ、絨毛は粘膜でガードされている。絨毛のあいだにある「パイエル板」では、免疫細胞たちがウイルスの侵入を防ごうと見張っている

絨毛のあいだに、「パイエル板《ばん》」という無数の免疫細胞の居場所があります。ここで侵入してくる病原体を見張り、ＩｇＡという粘膜専用の抗体で病原菌を攻撃して守っています。

いわば、中世の城壁と衛兵をイメージするといいかもしれませんね。お城と城下町を守る城壁（腸壁）にはたくさんの門があり、衛兵（免疫細胞）が守っています。商人の持ち込む物資（栄養）だけに通行を許可して、不審者（ウイルス）の侵入を防いでいます。

●「免疫力」は腸内細菌によって支えられている

「腸内細菌」について、みなさんはどのぐらいご存じでしょうか？　ヨーグルトにも入っているビフィズス菌や、飲料や錠剤にもなっている乳酸菌がもっとも有名だと思います。それらは、わたしたちの身体の健康に寄与することから、一般に「善玉菌《ぜんだまきん》」と呼ばれています。

わたしたちの腸内には約1000種類、約100兆個もの腸内細菌が住みついています。もし、腸内細菌だけを取り出せたなら、その重さは約1キロにもなります。そもそも、成人の腸は小腸だけで5〜7メートル。さらに、ひだや先に述べた絨毛があることで、その表面積はテニスコート1面分にもなる広さがあります。

そのテニスコートに、多種多様な腸内細菌がびっしりと張りついているのが、わたしたちの腸なのです。肉眼では見えませんが、腸壁を顕微鏡で見ると、まるで一面の花畑のように腸内細菌が種類ごとに寄り集まって見えることから、その群生《ぐんせい》する様子を「腸内フローラ」とも呼びます。

この腸内細菌は、わたしたちが生きるうえで欠かせない重要な働きを担っています。腸内細菌のなかでも「善玉菌」は食物から酢酸《さくさん》やプロピオン酸、酪酸《らくさん》などの「短鎖脂《たんさし》肪酸《ぼうさん》」といわれる物質を生成。**腸内環境がもっともコンディションのよくなる弱酸性の状態を保ち、腸内のバリア機能を高め、細菌の繁殖やウイルスの感染などを防いで**

くれます。

こうした効果は、マウスを使った実験で証明されています。腸内細菌のいないマウスに食中毒菌の「O-157」を与えるとすぐに炎症を起こして死んでしまいますが、ビフィズス菌を腸内で繁殖させたマウスでは、ビフィズス菌が酢酸を産生し、腸内のバリア機能を高めたことでO-157の毒性に耐え、死なずに回復したという報告もあります。

さらに、善玉菌は短鎖脂肪酸によって腸内の免疫細胞や神経細胞、内分泌細胞に働きかけ、わたしたちの免疫力に次のような影響を与えます。

①免疫細胞の分化《ぶんか》に影響を与える

善玉菌がつくり出す短鎖脂肪酸は、ただ腸内環境を整えるだけでなく、免疫細胞の分化（細胞が新たな性質を持つ別の細胞に変わること）に影響を与えていることが近年の研究であきらかになりました。

すべての免疫細胞は、骨髄《こつずい》にある「造血幹細胞」という細胞から分化して、それぞれの役割を持つ細胞に生まれ変わっていきます。好中球、マクロファージ、T細胞など、なんらかのファクターによって免疫細胞の種類が決まります。

その要因のひとつが短鎖脂肪酸であり、腸内細菌がそのコントロールを担っていることがわかっています。

②レギュラトリーT細胞の分化にも寄与

免疫細胞の働きをコントロールし、サイトカインストームによる重症化を抑えるレギュラトリーT細胞は、腸内に数多く存在しています。

その理由は、善玉菌が産生する短鎖脂肪酸が腸内のT細胞をレギュラトリーT細胞へと分化させているからと考えられています。

③神経伝達ホルモンの生成に関与し、免疫力を高める

腸内細菌は「セロトニン」や「ドーパミン」などの神経伝達ホルモンの分泌にも関係しています。神経伝達ホルモンとは脳に作用し、精神に影響を与えるホルモンのこ

と。セロトニンは「幸せホルモン」と呼ばれ、精神の安定や快感を呼び起こします。

こうしたホルモンは脳で分泌されるイメージがありますが、実はその多くが腸内でつくられます。そして、そのコントロールを担っているのが、腸内細菌なのです。

この神経伝達ホルモンは免疫力にも影響を与えます。みなさんは「笑うと免疫力がアップする」という説を聞いたことがありますか？　笑って暮らしていると病気を寄せつけず健康で暮らせる、という話です。なかには「がんが治った」なんて話もありますが、けっしていい加減な説ではありません。

免疫細胞の表面には、セロトニンなどの神経伝達ホルモンのレセプター（受容体）が存在します。意味もなくレセプターなんてありませんから、幸福感につながる神経伝達ホルモンの分泌は、免疫力の活性化に影響を与えていると考えられています。


このように、腸内環境は新型コロナウイルス感染症の対策において「感染しないための免疫力」「重症化しないための免疫力」の両面で極めて重要です。

しかし、わたしたちの健康や生命を脅《おびや》かす存在は、新型コロナウイルスだけではありません。間接的な死因も含めれば日本で年間約1万人が亡くなるインフルエンザのほか、この先に流行するかもしれない新型ウイルスに対しても、同じように**免疫力を高めることが身を守ること**につながります。

そのために重要なことが腸内環境を整えることなのです。

さらに、腸内環境を整えることとは、感染症のみならず、あらゆる生活習慣病や基礎疾患を予防することにつながります。続いては、「腸内環境を整える」とは具体的にどういうことなのかをお伝えしましょう。

腸内環境の良し悪しは「腸内細菌のバランス」で決まる

●腸の平和を保つ善玉菌

腸内細菌、なかでも善玉菌がおよぼす免疫力への働きとスゴさをわかっていただけたでしょうか。

「善玉菌」とわざわざ名づけられるぐらいですから、わたしたちの腸内には「悪玉菌《あくだまきん》」も存在します。さらに、ふだんはなにもしない割に、悪玉菌が優勢になると一緒になって悪さをする日和見菌《ひよりみきん》という菌もたくさんいます。まるで社会の縮図のようです。

わたしたちの腸内では、そうした3つのタイプの、約1000種類、約100兆個もの腸内細菌が、腸内フローラを形成して住みついています。

- **善玉菌** 腸の消化吸収を促進し、老廃物を除去する
- **悪玉菌** 有害物質をつくり出し、腸の炎症を引き起こす
- **日和見菌** ふだんはなにもせず、腸内環境が悪化してくると悪さをする

先ほど述べたように、善玉菌は食べ物を栄養として分解し、老廃物も分解し、さらに短鎖脂肪酸という成分を産生します。

腸内が弱酸性に保たれることで腸は元気に活動することができ、免疫細胞や神経伝達物質にも作用して心身が健康でいられます。

つまり、**「腸内環境を整える」とは、善玉菌がきちんと働けるようにするということ**なのです。

一方、悪玉菌が多くなれば、食べ物の老廃物から有害物質を生成し、腸の炎症を引

き起こして機能を阻害します。

腸の元気がなくなり、蠕動《ぜんどう》運動という食べ物を押し出す動きも弱まると、便秘を引き起こします。便がいつまでも腸内にとどまるため、老廃物が蓄積して悪玉菌がさらに有害物質を産生。腸内環境が悪化して免疫細胞にも悪影響を与えます。**炎症と免疫力の低下によって、有害な細菌やウイルスが粘膜を越えて侵入し、感染症や下痢などの症状をきたしてしまう**のです。

新型コロナウイルス感染症でも、重症化した患者と健康な人の腸内細菌の種類を比べたところ、前者で善玉菌が減少しているなど、大きなちがいがあることが報告されています。このことから腸内環境をいい状態に保つことによって、新型コロナウイルス感染症の予防や症状の軽減ができるのではないかと考えられています。

●悪玉菌の増加は老化を促進し、健康を脅かす

善玉菌と悪玉菌は、つねに戦いを繰り広げています。直接ぶつかるわけではなく、

善玉菌は短鎖脂肪酸を通じて腸内を弱酸性に保ち、それが悪玉菌の住みにくい環境をつくります。逆に、悪玉菌はアルカリ性の有害物質によって善玉菌の住みにくい環境をつくるのです。

悪玉菌の増加によって、毒性のあるアンモニアやアミン、硫化水素《りゅうかすいそ》などの有害物質が産生されます。すると腸内環境が荒れて炎症を起こすだけでなく、**免疫力も低下し、善玉菌によって誘導されるレギュラトリーT細胞も減少していきます。**

それは新型コロナウイルスに限らず、あらゆるウイルスや細菌感染への抵抗力が弱まり、炎症を起こしやすくなることを意味します。

また、毒性の有害物質は腸から吸収され、血管を通じて全身に流れていきます。血流は悪化し、全身の代謝が低下。エネルギーが消費されず、太りやすい身体になるばかりか、生活習慣病のリスクも上昇します。

毒素がまわるのですから、肌の老化をはじめ、内臓を含む全身の細胞が老化し、発がんリスクも高まります。つまり、**全身の老化が進行し不健康になっていく**ということです。

さらに、先に述べたようにセロトニンやドーパミンなどの神経伝達ホルモンの分泌にも影響が出るため、気分が落ち込み、うつ病などのリスクまで高めてしまうのです。

腸は全身の健康とメンタルにもつながる、身体の要所です。それゆえ、悪玉菌の増殖によって腸内環境が悪化すれば、多岐にわたる悪影響が生じます。

しかし、ありがたいことに腸内環境の悪化はすぐに気がつくことができます。例えば「沈黙の臓器」といわれ、取り返しのつかない状態に悪化するまで気づけない肝臓とは異なり、腸はわたしたちに毎日、あるメッセージを送ってくれているのです。

そのメ**ッセージとは「便」**です。

快調であれば便はバナナのような形状で黄色〜黄褐色の色味をしています。しかし、下痢が続いたり、便秘の兆候をあらわすガチガチに固まった黒ずんだ便が出たりするようなら、腸内環境に問題があると考えるべきでしょう。

便のチェック方法については、第3章の144ページでも詳しく紹介します。

●腸内環境にやさしい食事と生活を心がけよう

便の好調・不調の要因は、**ストレスや生活習慣もさることながら、日々の食事が大きく影響**しています。悪玉菌と戦う善玉菌を日々の食事でサポートしてあげることが大切です。

悪玉菌は脂質の多い食事によって増加します。

たまにならいいのですが、毎日のように外食をして、ラーメンや牛丼、ハンバーグに餃子など脂っこい料理ばかり食べていては悪玉菌が優勢となります。健康を意識した、**脂質の少ない食事を心がけましょう。**

その代表例は、和食です。脂質を抑え、野菜を中心に栄養のバランスが取れる点が特徴です。また、和食をおすすめするのは、善玉菌のサポートをしてくれる食材も多く含まれているからです。

腸内環境を整える食事には、ふたつのタイプがあります。

①食べ物から「プロバイオティクス」を摂取する

乳酸菌やビフィズス菌、酵母菌、麹菌、酢酸菌や納豆菌など、食べ物を通じて摂取し、生きたまま腸に到達して身体に有益な効果を発揮する善玉菌を「プロバイオティクス」といいます。ヨーグルトや味噌、納豆、漬物など、発酵食品に多く含まれています。

プロバイオティクスは腸内に定着することはありませんが、排便されるまでのあいだに食べ物の分解を助けたり、短鎖脂肪酸を生み出したりするなど、有益な働きをしてくれます。また、腸に達した段階で生きていなくても有益な効果が期待できるといわれています。

②善玉菌のエサになる「プレバイオティクス」を摂取する

消化されずに腸に届き、善玉菌たちのエサとなって、活動をサポートしてくれる成分を「プレバイオティクス」といいます。例えば、ビフィズス菌のエサとなるオリゴ糖は、大豆やゴボウ、バナナなど、野菜や果物に多く含まれます。

また、食物繊維は善玉菌のエサとなるだけでなく、腸内の有害物質を絡めとって排《はい》泄《せつ》されることで、善玉菌の住みやすい腸内環境をつくります。

このほか、不規則な生活やストレスも腸の活動を妨《さまた》げ、悪玉菌の繁殖しやすい環境をつくる原因となります。詳しくはこのあとの自律神経の項で説明しましょう。

●腸内細菌のメンバーは10歳までに決まる

先ほど少し触れましたが、大人になってから食べ物で摂取する善玉菌（プロバイオティクス）は、基本的に腸内にとどまることなく排泄されます。

では、腸内で悪玉菌とシェア争いを繰り広げている善玉菌とはなにか？

それは、**わたしたちが子どもの頃に腸に住みついた菌**なのです。

わたしたちの腸内に生涯にわたって定着できる腸内細菌は、生まれてから最初の1年でほぼ決定し、10歳までに確定します。

出産の際、産道でお母さんの腸内細菌を受け継ぎ、その後、子どものうちに生活環境や離乳食を通じて体内に入り込んだ腸内細菌だけを、わたしたちの免疫細胞は「敵ではない」とみなすのです。これを「免疫寛容《かんよう》」といい、それ以外の腸内細菌は免疫の力で排除されてしまいます。

お母さんから受け継ぐ腸内細菌のなかでも、もっとも重要なのは善玉菌のビフィズス菌です。乳児期の赤ちゃんの腸内は、このビフィズス菌が母乳に含まれるオリゴ糖をエサにして爆発的に繁殖し、強力に腸内を守って免疫力を高めてくれます。

その後、離乳食を経て成長するに従い、ほかの細菌が増殖してビフィズス菌は減少していきますが、それでも大腸を守る善玉菌の中心であり続けます。

つまり、いまも**わたしたちの腸内を守ってくれているビフィズス菌は、赤ちゃんの頃にお母さんから受け継いだ菌が繁殖を繰り返してきたもの**なのです。

このように、人によって持っているビフィズス菌のタイプも、そのほかの善玉菌、悪玉菌の構成も異なります。そのちがいが一人ひとりの免疫力にも影響を与えることがわかっています。

近年、子どもにアレルギー体質が多いのは、腸内細菌の構成が偏《かたよ》っているからではないかといわれています。昭和の時代の子どもに比べ、いまの子どもたちは自宅も食べ物も衛生環境が良く、細菌を取り込む機会が少ない傾向にあります。

花粉症などのアレルギー疾患の病理は、基本的にサイトカインストームと構造は似ています。花粉症であれば、花粉に免疫細胞が反応して抗体を過剰産生し、抗体に反応した細胞がヒスタミンという炎症物質を大量にばらまくことで激しい鼻炎やくしゃみを引き起こします。つまり、免疫の異常によって起こる症状です。

そのため、改善のカギとなるのは、免疫を制御するレギュラトリーT細胞です。

極端な例となりますが、無菌状態で育成した腸内細菌のないマウスの腸管の免疫細胞を分析すると、レギュラトリーT細胞は非常に少なくなっています。

よって、ゼロではないにしても、腸内細菌の種類が少ないことでレギュラトリーT細胞の減少、または機能低下によってアレルギー体質になってしまうのではないかと考えられています。

ひとまず確かなのは、**善玉菌の優勢を維持しつつ、多種多様な腸内細菌が生息する豊かな腸内フローラを保つことが、健康には重要**だということです。

自律神経のバランスが腸内環境と脳の好循環を生み出す

●自律神経を整えることが、腸内環境の改善につながる

腸内環境が健全であるためには、もうひとつ、切っても切れないファクターがあります。それが、自律神経です。

自律神経は、身体中に張り巡らされている末梢《まっしょう》神経の一種で、内臓の働きや、血管の収縮・拡張、温度調節、呼吸など、**生命維持に必要なあらゆる身体の働きをコントロールしています。**

心臓が休みなく動くのも、胃が胃酸を出して消化をはじめるのも、腸が蠕動運動に

よって食べ物を排泄するのも、自律神経のおかげです。

自律神経は「交感神経」と「副交感神経」がバランスを取って働いています。

・交感神経　身体を緊張させ、活動的にする

・副交感神経　身体をリラックスさせ、休ませる

交感神経の働きが優位になると、血管が収縮して血圧が上昇。身体と心がアグレッシブな状態になります。逆に、副交感神経は血管がゆるんで血圧は低下。身体も心もリラックスした状態に切り替わります。

このふたつの神経が、1日のなかで1対1のバランスで切り替わることが、心身が健康的にパフォーマンス高く機能できる理想的な状態です。

1日の生活のなかでも、朝起きてから日中にかけて交感神経が優位になり、夕方か

交感神経と副交感神経の働き

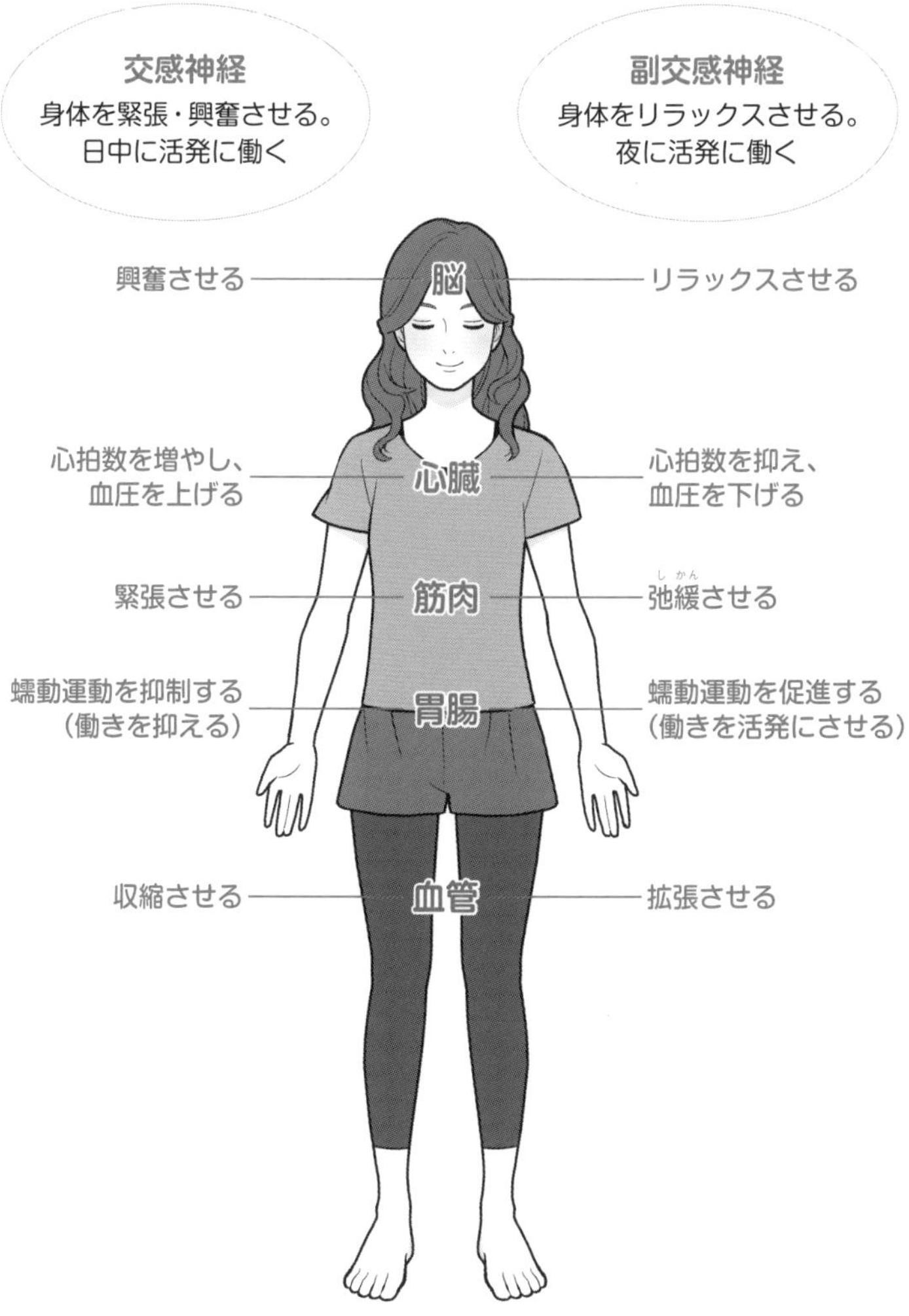
交感神経
身体を緊張・興奮させる。
日中に活発に働く
副交感神経
身体をリラックスさせる。
夜に活発に働く
興奮させる
脳
リラックスさせる
心拍数を増やし、
血圧を上げる
心臓
心拍数を抑え、
血圧を下げる
緊張させる
筋肉
弛緩《しかん》させる
蠕動運動を抑制する
（働きを抑える）
胃腸
蠕動運動を促進する
（働きを活発にさせる）
収縮させる
血管
拡張させる

ら夜にかけて副交感神経が優位になっていきます。人の身体は、日中により活発に活動し、夜は睡眠に向かって身体をリラックスさせていくリズムが備わっているのです。

腸の働きでは、交感神経が優位のとき蠕動運動は停滞し、副交感神経が優位のとき活発になります。

よって、交感神経ばかりが優位に偏っている人は便が動かず、便秘になって腸内環境が悪化します。逆に、副交感神経に偏っている人は、腸が疲れる原因となります。

自律神経を本来の1対1のバランスに整えてあげることが、腸内環境の改善につながります。

●自律神経の乱れは「万病のもと」でもある

しかし、自律神経のバランスは睡眠不足や不健康な生活、ストレスなどによって簡単に乱れます。

例えば、食生活の乱れひとつとっても、まわりまわって自律神経に影響を与えます。わたしたちの身体は、**朝、目覚めて朝日を目で感じ取ることで神経伝達ホルモンの分泌が調整され、体内時計がリセット**されます。そこから交感神経と副交感神経の1日のリズムがスタートします。朝食でエネルギーを蓄え、朝日を受けてセロトニンを分泌し、交感神経のオーダーに応えて身体が活性化していきます。そのため、朝食を抜いてしまうと、自律神経の1日のリズムはスタートからつまずいてしまいます。

そして、ストレス社会の現代では日中に交感神経が急上昇。一方で、夕方以降になっても副交感神経のレベルは上がらず、自

交感神経と副交感神経の1日のリズム

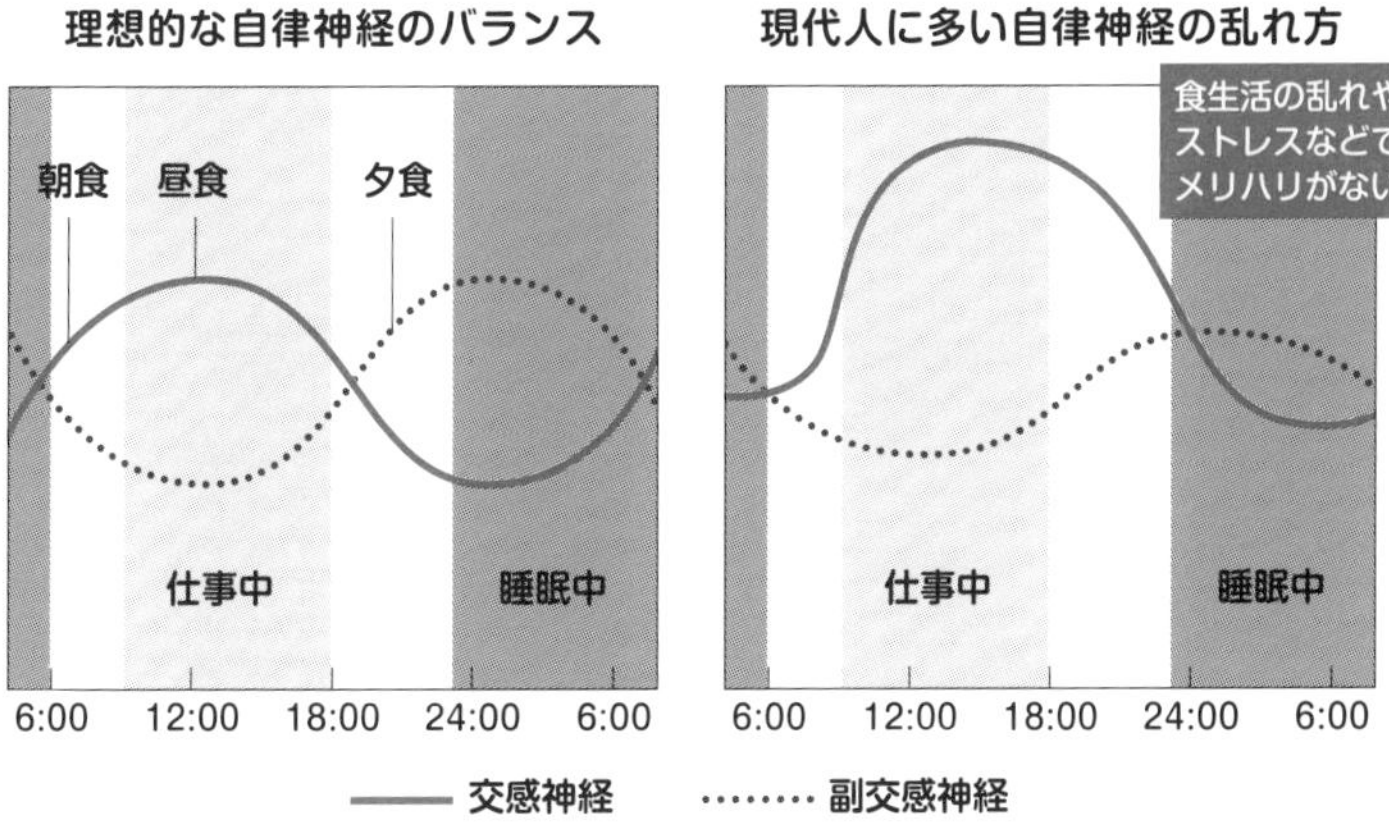

律神経のメリハリがなくなっていくのです。

また、夜遅く、眠る直前に食事を摂る人の場合、食事によって一時的に交感神経が高まってしまい、睡眠に必要な副交感神経の活動が阻害されて眠りの質が低下します。

さらに、本来は寝ているあいだに副交感神経の働きで腸は蠕動運動を活発化し、腸内に残った消化物を排泄する準備を整えますが、その働きも阻害されます。

その結果、朝起きても眠気でスッキリせず、お腹の調子も悪いため食欲が湧《わ》かず、朝食を抜く生活の原因となります。

食事ひとつとっても、**1日3食、適切な時間に食べること**が自律神経のバランスを保つためには重要です。

そして、睡眠は心身にとっても神経にとっても大切なメンテナンスタイムです。

・肉体の疲労回復
・記憶の整理によるストレスの緩和
・自律神経のズレの調整

こうした**睡眠中のメンテナンスが阻害されれば、翌日の脳や身体のパフォーマンスははっきりと低下**します。大脳のうち、思考や判断、理性をつかさどる前頭葉《ぜんとうよう》の機能が低下し、イライラしやすく冷静さを欠いてしまいます。

仕事や生活上のミスが多くなり、体調悪化の不快感も相まって、さらにストレスをため込んでしまいます。

ストレスは交感神経を一方的に優位にし、心身を興奮状態にします。

「頭に血が上《のぼ》る」という言葉のように、ストレスでカッとなったとき、体感的には血流が高まったように感じますが、実際は交感神経の活性化による血管収縮で血圧が高くなっただけ。むしろ**血流は悪化している**のです。

ストレスが常態化すると高血圧が続き、狭い血管に血を通すことで血管は傷つき、やがて動脈硬化を引き起こします。また、血管収縮は毛細血管を詰まらせ、細胞は栄養と酸素を受け取れずに壊死していきます。そして、脳卒中や脳梗塞のほか、心疾患や腎疾患などの内臓疾患につながり、全身を蝕んでしまうのです。

さらに、交感神経の活性化はインスリンの分泌を抑え、血糖値を高めます。血液はドロドロになって血流はさらに悪くなり、やがて糖尿病の原因にもなります。

そして、**慢性的なストレス状態は腸内環境にも悪影響**を与えます。交感神経に偏ることで腸の蠕動運動が停滞し、便秘がちとなります。便がとどまることで腸内に老廃物がたまり、悪玉菌の増加の一因となります。その結果、免疫力の低下にもつながってしまうのです。

●自律神経を通じた「腸」と「脳」の好循環を生み出そう

みなさんはこんな現象について、身に覚えがありませんか?

強いストレスを受けて、すぐさまお腹がキューッと痛んで調子が悪くなる。

緊張するとすぐ下痢を起こしてしまう。

あらゆる臓器のなかでも、腸はとりわけストレスの影響を受けやすいのです。その理由は、**腸には脳に次いで多くの神経細胞が存在する**からです。

腸は、生物が脳を生み出すよりはるかむかしから存在します。チューブ状の古代生物がほとんど腸だけで形成されているように、生物にとって根源的な臓器なのです。人間もまた、お母さんのお腹のなかで育っていくとき、まず腸からつくられ、心臓や脳などが形成されていきます。

そのため、ほかの臓器とちがい、腸は脳からの指令なしで働く特性を持っています。蠕動運動は自律神経によるコントロールですが、例えば腐敗した食べ物などを感知し、すぐ排泄するために下痢をするのは腸の単独の判断で行われています。

それを可能とするのが、脳に次ぐ多さを誇る腸の神経細胞網なのです。

ただし、そのような腸の自律性が、ストレス対処の面で不利に働くこともあります。脳がストレスを感じたとき、自律神経は乱れ、自律神経にコントロールされる臓器にも不具合が生じます。腸以外の臓器であればその一方通行で終わりです。

しかし、**腸は下痢や便秘などの不具合が起こると、神経細胞を通じて脳に不快感を送り返す**のです。そして脳は腸の不快をストレスと感じ、また自律神経を乱してしまう……。そうして相互に影響し合ってストレスを増幅し、負のスパイラルを生み出していることが、腸のストレスへの弱さにつながっていると考えられています。

また、先に述べたように、腸は心身を安定させるセロトニンやドーパミンなどの神経伝達ホルモンを生み出し、神経細胞を通じて自律神経や脳に作用し、幸福感をコントロールすると考えられています。

ストレスによって腸の機能が低下すれば、ストレスを緩和するホルモンの分泌も減って、さらにストレスに弱くなってしまうのです。

このように、腸と脳が互いに影響をおよぼし合うことを、「腸脳相関《ちょうのうそうかん》」といいます。

しかし、このような負のスパイラルを生み出すということは、**好循環のスパイラルも生み出せる**ということ。ストレスの多い職場や生活環境は変えられなくても、生活習慣で自律神経を整え、食事で腸内環境を改善することは可能です。

「腸脳相関」で悪循環につながってしまう例

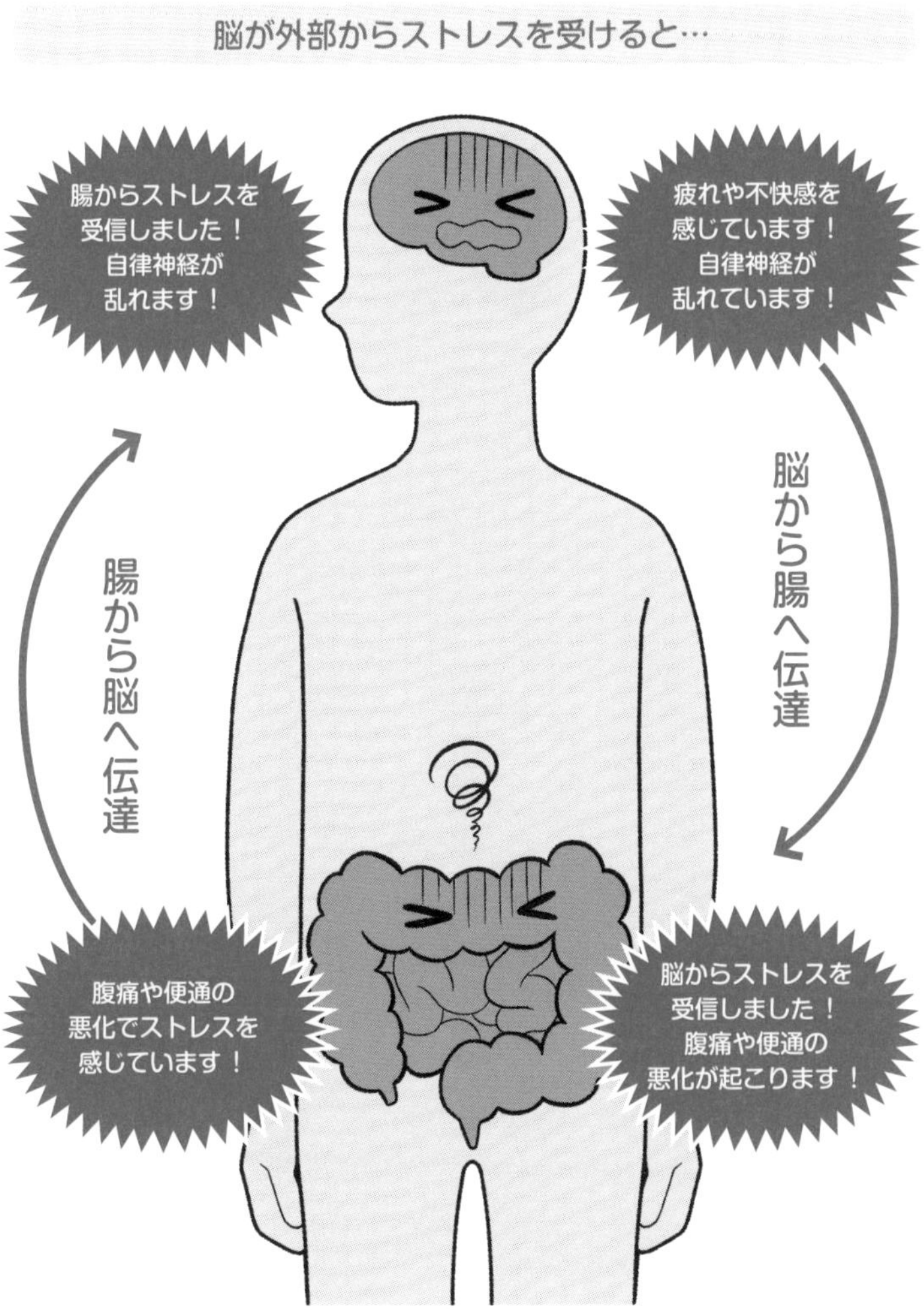

腸内環境が整えば身体は活動的になり、神経伝達ホルモンが正しく分泌されて、脳のストレスを和《やわ》らげてくれます。ストレスが和らぐことで、睡眠障害や自律神経のバランスは改善し、さらに腸内環境は良くなっていきます。

腸内環境を改善し、自律神経を整えること。

それが新型コロナウイルス感染症をはじめ、あらゆる病気から身を守る免疫力を備えるための手段です。

そして、サイトカインストームの原因となる免疫の暴走を防ぐ働きを持った「レギュラトリーT細胞」を備える、安定した免疫力を手に入れることにつながります。

やっぱり怖い「肥満」と注目の栄養素「ビタミンD」

●肥満・糖尿病による「レギュラトリーT細胞」減少の影響

免疫力を高める好循環を得ようとするとき、早急に対処すべきことがあります。それは、「肥満」の改善です。

近頃では、「ぽっちゃり女子」「ぽっちゃり男子」のためのファッション誌が登場し、肥満体型のタレントがお笑いの分野にとどまらずモデルとしても活躍するなど、肥満はひとつの個性として認知されています。

世界的な潮流として、生き方、暮らし方、姿かたちや表現は尊重されるべきものであり、肥満もまた揶《や》揄《ゆ》や否定をすることは人権侵害とみなされることもあります。

しかし、それは「個性」として肥満を考える場合の話に限られます。

「健康」という観点からは、医師はハッキリと肥満に「ＮＯ」を突きつけます。肥満とは全身の脂肪細胞が肥大化し、全身性の慢性炎症に陥った状態であり、みなさんが考えている以上に健康リスクの高い状態です。

糖尿病をはじめとする**生活習慣病に直結し、免疫力の低下にもつながる「あきらかにネガティブな健康状態」**であることを忘れてはいけません。

第1章でお伝えしたとおり、肥満や糖尿病は免疫力の著しい低下が起こる状態です。とくに、**レギュラトリーT細胞の著しい減少や機能低下**が、肥満や糖尿病の人で確認されています。

新型コロナウイルス感染症についても、肥満の場合、重症化のリスクが3倍以上に跳ね上がります。またニューヨークの病院からの報告では、人工呼吸器をつけている50歳未満の新型コロナウイルス感染症患者の90％は肥満だったということです。

肥満で減ったり機能低下を起こしたりするレギュラトリーT細胞の重要性は、新型コロナウイルスによるサイトカインストームの抑制に限ったことではありません。

わたしたちの身体のなかで自己免疫疾患やアレルギー疾患の可能性は日常的に起こっており、その都度、レギュラトリーT細胞による免疫の調節が行われているのです。

無害なはずの花粉や食品に免疫細胞が反応し、それを抑えるレギュラトリーT細胞がいないことで、アレルギー疾患は発症していると考えられています。

例えば、つねに食べ物の栄養と一緒に異物が流れ込んでくる腸内では、アレルギー疾患の危険性は日常茶飯事です。

腸は神経細胞ネットワークによって、腸に運ばれてきた異物を脳の判断なしで独自に「危険」か「危険でないか」を判断しています。その際、危険であれば免疫細胞が活性化されますが、危険でないと判断した場合、免疫の活性を抑え込むのはレギュラトリーT細胞です。

もし、**レギュラトリーT細胞がいなければ、危険でもないのに免疫が活性化し、必要のないサイトカインを産生し、腸の炎症を引き起こしてしまいます。**

そして炎症部位から細菌の繁殖やウイルス感染が起こり、さまざまな病気の原因となるのです。

このように重要な働きを担うレギュラトリーT細胞の減少や機能低下が、肥満によってもたらされることで、

・アレルギー疾患の原因となる

・腸内環境を悪化させ、便秘や下痢、細菌性の腸炎、ウイルス感染症の原因となる

・腸内細菌のバランスを悪化させ、血液の質を悪化させる

・脳にストレスを伝え自律神経が悪化。神経伝達ホルモンにも悪影響

などなど、まさに枚挙にいとまがない、健康への悪影響につながっていきます。

さらに、肥満が悪化して糖尿病へと至れば、こうした全身性の症状はさらに深刻なものとなります。

●やがて死に至る肥満の恐怖

肥満が非常に健康リスクの高い状態であることは、おわかりいただけたと思います。それでも、「まだ糖尿病とは診断されていないから」と考える方もいるかもしれません。そこで、肥満から糖尿病に至るプロセスをお伝えしましょう。「肥満がいずれ糖尿病になりうる」のではなく、**「肥満はすでに軽い糖尿病症状」**といえることがおわかりいただけると思います。

①血糖値が下がりにくくなる

肥満状態にある脂肪細胞は、炎症によって「インスリン抵抗性」の値が高くなります。インスリンとは、食事によって血液中の血糖値（ブドウ糖）が高まると膵臓《すいぞう》から分泌されるホルモンで、血液中のブドウ糖を脂肪や筋肉、肝臓にエネルギーとして吸収するようながす働きがあります。

しかし、インスリン抵抗性が高まると脂肪細胞がブドウ糖を吸収しなくなり、血糖値が下がりにくくなってしまうのです。

膵臓はどうにかブドウ糖を押し込もうと過剰にインスリンを分泌するため、細胞のインスリンの受容体が異常をきたし、インスリン抵抗性はさらに悪化。

やがて膵臓も無理なインスリン分泌がたたって異常をきたし、インスリン自体の分泌量が低下。血糖値を自力で下げることができなくなっていきます。

②血流が悪化し、血管が破壊される

高い血糖値が常態化することで血液はドロドロになり、血流が悪化。さらに高血糖によって血管の内側に活性酸素が分泌され、活性酸素が血管を内側から破壊しはじめます。

その結果、糖尿病の初期症状として、酸素や栄養が行き届かなくなった手足のしびれ（末梢神経障害）や、血中のブドウ糖を排出するために頻尿《ひんにょう》や多汗《たかん》などの自覚症状があらわれます。

③ 深刻な合併症を引き起こす

糖尿病は血液の状態を悪化させることで、全身の血管、神経、細胞を悪化させ、深刻な合併症を引き起こします。

糖尿病によって長期にわたり血糖値の高い状態が続くと、頻尿・多尿《たにょう》によって血糖値を下げようと頑張っていた腎臓が壊れ、血液のろ過ができなくなります。これを「糖尿病性腎症」といい、いわゆる「人工透析《じんこうとうせき》」が必要となるのはこのためです。

このほか、「糖尿病性網膜症」による失明、「糖尿病性神経障害」による手足の壊死、さらに血管障害による「心筋梗塞」や「脳梗塞」など命に直結する症状にも発展します。

このように、肥満は免疫疾患の観点でも、消化器疾患、循環器疾患の観点でも将来的なリスクが大きく、いま問題がないとしても、けっして健康な状態とはいえないのです。

改めていいます。いま、肥満ぎみの方は早急に改善を図ってください。

●ビタミンDの摂取が免疫力アップに効果あり！

肥満が著しい重症化リスクになるからといって、食事量を極端に制限するようなダイエットは禁物です。

健康を損なうことはもちろんですが、新型コロナウイルスの感染対策の観点でも、栄養失調は不利に働くからです。

栄養素には「抗炎症作用」という炎症の拡大を未然に防いでくれる機能を持つものが多く存在し、また、それぞれの免疫細胞はその分化や成長、エネルギー源として特定の栄養素を必要とします。

必要な栄養素が不足すれば、免疫力は低下し、防げたはずの炎症が広がってしまうことになります。それは、新型コロナウイルスへの感染や、サイトカインストームの抑止にも関係しています。

抗炎症作用を持つ栄養素には、魚介類に多く含まれるオメガ3脂肪酸を筆頭に、ビタミンA、ビタミンCをはじめとする各種ビタミン、そしてポリフェノールやカロテノイドなどの植物化学物質があります。

また、食物繊維は腸内細菌の分解によって短鎖脂肪酸を生み出し、抗炎症作用や粘膜のバリア機能の強化などを含むさまざまな健康効果を生み出すことは先にも述べたとおりです。

また、免疫細胞の分化や成長、エネルギー源としての役割では、多種多様な栄養素が複雑に絡み合っています。

【たんぱく質とアミノ酸】

例えば、**たんぱく質の摂取量が少ないと免疫力ははっきりと低下**します。そもそも細胞の材料はたんぱく質であり、免疫細胞がほかの細胞と連携するために産生するサイトカインやB細胞がつくる抗体もたんぱく質の一種です。

サイトカインは免疫疾患の原因にもなりますが、そもそもこれがなければ免疫システムが機能しないのですから、免疫力を維持する根本的な物質なのです。

たんぱく質は体内で20種類のアミノ酸に分解され、それぞれが異なる役割を果たします。例えばバリン、ロイシン、イソロイシンなどの「分岐鎖《ぶんきさ》アミノ酸」は腸内の絨毛の形態を維持し、粘膜バリアの抗体の濃度を増加させて強化します。

アルギニンなどのアミノ酸はT細胞の働きに関係し、グルタミンは免疫細胞のエネルギー源であるだけでなく、免疫細胞の増殖の制御にも役割を果たしています。

【ミネラル】

世界的に摂取不足傾向にある亜鉛は、皮膚と粘膜の維持のほか、**免疫細胞の分化と成長に欠かせない栄養素**です。鉄、銅、セレンなども免疫細胞の働きに関与していることがわかっています。

【ビタミン】

各種ビタミンは抗炎症作用のほか、それぞれ免疫細胞の働きに影響を与えています。

ビタミンAの不足は免疫細胞の機能低下をおよぼし、ビタミンCは好中球やNK細胞、T細胞の働きに関与。ビタミンB群、ビタミンD、ビタミンEなど、それぞれが免疫細胞の活性化にあたり、特定の役割を担っています。

ビタミンのなかでも、新型コロナウイルス感染症に対する**免疫力を高めるという観点において、いま注目されているのが「ビタミンD」**です。

ビタミンDはカルシウムを骨に取り込むのを助ける栄養素として、骨粗しょう症などにも関わる、骨の健康に欠かせない栄養素として知られています。また、膵臓に作用してインスリンの分泌を促進する働きがあることから糖尿病の予防に欠かせないほか、がんやうつ病の発症にも関係しています。

さらに、ビタミンDは呼吸器疾患に対して抵抗力を高める作用があるほか、免疫力を強化し、ウイルスへの抵抗力を強めることがわかってきたのです。そして最新の研究により、新型コロナウイルスに対しても同様の効果が確認されています。

新型コロナウイルス感染症の重症化患者では、ビタミンD不足の人が有意に多いことが複数の研究であきらかになっています。またビタミンD不足の場合、感染リスクで約1・5倍、軽症以上の入院リスクが約2倍になるという報告もあります。

さらに、新型コロナウイルスの感染患者にビタミンDを投与したところ、重症化する人が著しく減りました。ビタミンDは、新型コロナウイルスの感染予防や重症化の抑制効果がある可能性があるのです。

ところが日本人では、7〜8割の人がビタミンD不足であるといわれています。そのため、いま多くの専門家がビタミンDの不足に警鐘を鳴らしています。

ビタミンDは魚介類、卵、きのこなどに多く含まれますが、野菜や肉類にはほとんど含まれていません。食事から十分な量のビタミンDを摂取するのが難しい場合は、サプリメントの服用も有効です。

ビタミンDは日光浴によって皮膚でつくりだすこともできる栄養素です。**夏であれば、日焼け止めなしで日中に5分から10分、冬なら関東では20分から30分、北海道では1時間以上の日光浴が推奨されています。**食事やサプリメントによる摂取と併せ、生活習慣に日光浴を取り込むようにしましょう。

とはいえ、日光浴という習慣は北欧諸国ならともかく、日本人には慣れない習慣だと思います。そこで、もっとも効率がいいのは、散歩やウォーキングの習慣を取り入れることです。

これなら、太陽の光を十分に浴びることができ、肥満にならないようエネルギーを消費することもできるでしょう。

この第2章では、免疫力を高めるための基礎として腸内環境を整えることが大切であり、腸内環境の改善には自律神経のバランスが大きく関係すること、そして、肥満が免疫と健康の面において重大な問題であることをお伝えしてきました。

免疫力を高めるために腸内環境を改善できれば、自律神経のバランスを整えることにつながり、ひいては肥満の防止にもなる。肥満にならないような食事を心がければ腸内環境が整い、腸脳相関で自律神経のバランスが取れ、免疫力も高まる。

ことほどさように、わたしたちの心身は密接に関わり合っているのです。

続く第3章では、腸と脳、自律神経の好循環を実現し、肥満とは無縁の健康的な心身に整えるための具体的なメソッドを紹介します。

腸はセンシティブであるからこそ、みなさんの健康に向けた日々の取り組みにもすぐに反応してくれます。

そして、効果を実感できると、継続のモチベーションが沸き上がり、気がつけば**病気知らずの強い免疫力が備わります。**

わたし自身がその効果を実感し、継続しているノウハウですので、ぜひみなさんも実践なさってください。

第3章

免疫力を強化する生活習慣メソッド

鉄壁の免疫力を取り戻す朝・昼・夜の生活習慣と食事法

免疫力の向上、そのカギは「自律神経」と「腸内環境」の改善です。

そのために、暴飲暴食や睡眠不足、生活リズムの乱れやストレスなど、これまで**心身に悪影響を与えていた生活習慣を変えていきましょう。**自律神経と腸内環境のバランスを改善していくことで血流がスムーズになって、全身の細胞が元気になり免疫力を高め病気にならない身体をつくります。

自律神経と腸内環境は互いに密接に影響し合っていますから、ストレスなどによって自律神経が乱れれば、すぐに腸に影響して腸内環境を悪化させます。逆に、腸内環境を整える食生活は便秘や腸炎などの症状を予防し、有害物質を血液に送り込む悪玉菌の働きを抑えることで全身の健康を守ります。それは同時に**全身のストレスを減少**

させ、自律神経のバランスを整えることに直結します。

わたしたちの生活の一つひとつの行動は、一概《いちがい》に「これは腸にいい」「これは自律神経にいい」とはいいきれません。そのどちらにも影響し、さらに肥満予防や脳のパフォーマンスアップ、肝臓などほかの内臓の活性化など、あらゆる健康増進につながっています。それは、自律神経と腸内環境が身体の健康の基盤だからです。

第3章では、自律神経と腸内環境の改善、そのほかの関連する健康増進効果も含め、「朝」「昼」「夜」の時間軸で、みなさんに実践していただきたい生活習慣をお伝えします。また、身体の資本は「食」です。時間軸とは別立てで、毎食の食材選びのポイントや、効果的な食事法を「食事の習慣」として紹介しましょう。

免疫力を高める「朝の習慣」

1時間早く起きる。それが、免疫力を高める「朝の習慣」のスタートです

自律神経は、朝を起点に交感神経を高めて日中は心身のパフォーマンスを向上させ、夜は入れ替わりに副交感神経が高まって心身を休息に向かわせます。

よって、そのはじまりの朝を慌ただしく過ごしてしまうと、焦りや不安のストレスによって交感神経が急激に高まり、1日の自律神経のリズムが崩れてしまいます。

また、朝は身体にとっても1日をスタートさせるための大切な時間です。

朝日を浴びることで体内時計がリセットされ、朝食を摂ると自律神経のスイッチがしっかり入ります。

腸も睡眠中の休息から目覚め、前日の便を排泄してスッキリと活動をはじめます。

もし、いつも朝が慌ただしいという人は、まず「1時間早く起きること」を実践しましょう。そして、洗顔、歯磨き、着替え、朝食、荷物のチェックや家族との会話など、朝の営みをゆっくり、丁寧に行うことが大切です。

さらに、これからご紹介する、腸内環境と自律神経を整えるために効果的な習慣にじっくりと取り組んでみてください。2週間も継続すれば、心身の変化を実感できるはずです。

朝の習慣①

カーテンを開けて、朝日を浴びる

朝、目覚めたら、まずはカーテンを開けて朝日を浴びましょう。

わたしたちの自律神経は「体内時計」に基づいて動いています。日中は交感神経を優位に働かせ、夕方以降は副交感神経を優位に働かせる自律神経の1日のリズムを整えるには、**毎朝、体内時計をリセットすることが大切**です。

毎朝のリセットが中途半端だと、交感神経と副交感神経の振り幅が弱くなり、日中はボーッとして気持ちも仕事の能率も低下。夜になってもリラックスできずに悶々《もんもん》とし、メリハリのない1日を過ごすことになります。

体内時計のリセットボタンは目の奥の視交叉上核《しこうさじょうかく》という部分にあり、朝日の強い光が目に入り込むことでリセットされます。

できれば、ベランダに出たり窓を開けたりして全身で朝日を浴びてください。

さらに良いのは、朝30分のウォーキング。ビタミンDの生成によって免疫力を高めることができます。

また、**朝日を浴びることは睡眠の改善やメンタルの安定にもつながります。**

朝日が目に入ると、睡眠をうながす「メラトニン」というホルモンの分泌がストップし、14〜15時間後に再び分泌されるようタイマーがセットされます。

そして代わりに、脳内でセロトニンの分泌がはじまります。腸でもたくさん産生される、あの「幸せホルモン」です。これによってメンタルと自律神経が安定し、気分良く1日を過ごせます。

夜には、このセロトニンを材料として、再びメラトニンが夜に分泌されます。朝、光をしっかり浴びてセロトニンを分泌すれば、夜にはメラトニンが豊富に分泌され、スムーズに眠りにつくことができるのです。

朝の習慣②

コップ1杯の水で腸を目覚めさせる

朝食の準備をする前に、まずコップ1杯の水を飲みましょう。

腸は睡眠中にもっとも活発に働き、前日食べたものの消化・吸収を行い、翌朝の便の準備を済ませてから休息します。そこで、朝食の前に水で腸を刺激し、朝がきたことを教えてあげましょう。

水の刺激で蠕動運動のスイッチが入り、用意していた便をスムーズに排泄してくれます。便秘に悩む方は、この習慣を1週間も続けると便通の改善を感じられるでしょう。

冷水でも構いませんが、身体を冷やしたくない人は温かな白湯か常温の水がおすすめ。ただし、刺激を与えるには**グイッと一気に飲むことがポイント**です。

水は朝だけでなく、1日1・5リットルをこまめに飲むことが健康の秘訣です。わたしたちの身体は毎日、代謝や呼吸、汗や尿で2リットルほどの水分を排出しています。そのため、食事で摂る水分とは別に、1・5リットルは飲み物で摂らないと水分不足になり、血液がドロドロになって循環が滞《とどこお》るほか、便秘の原因にもなります。外出先や職場にも水を携帯し、こまめに飲む習慣を身につけてください。

朝の習慣③

朝食で自律神経のスイッチを入れる

朝日を浴びて体内時計をリセットしただけでは、自律神経の働きは不十分です。自律神経を「お休みモード」から「活動モード」に切り替えるスイッチの役割を担うのが、「朝食」です。

朝食を食べてこそ栄養が血液を通じて全身に行き渡り、交感神経の活発な日中の活動エネルギーとなるのです。1日の代謝が高まり、しっかりエネルギーを消費するので、朝食を食べたほうが太りにくい身体にもなります。

逆に朝食を食べない人は、昼食後に血糖値の上昇を招くことが近年の研究でわかっています。高血糖は血管を傷つけ、太りやすくなるばかりか、糖尿病などの生活習慣病のリスクを高めます。

また、朝食が胃に入ることで、腸の蠕動運動はさらに活発になり、自然と排便がうながされます。わたしの患者さんでも、朝食を抜いている人は便秘になりやすい傾向があります。

朝食をこれまで抜いてきた方は、まずはバナナ1本からでも食べる習慣をはじめてみましょう。栄養面でも、善玉菌を増やすオリゴ糖や食物繊維を多く含み、ミネラルも摂取できる優秀な食材です。

そこから、ヨーグルトをトッピングするなど、食べる食材を増やし、朝食の習慣になじんでいきましょう。

朝の習慣④

トイレタイムをつくり、排便の習慣を身体に覚えさせる

ここまでお伝えした朝の習慣を経ても、〝便意〟は起きてくれないかもしれません。まだ、身体が朝のトイレの習慣に慣れていないのです。

そうであれば、毎朝のルーティンとしてトイレタイムを設けましょう。朝食後に必ず便座に座る時間をとり、身体にタイミングを覚えさせるのです。

無理に出そうといきむ必要はありません。むしろ交感神経が高まり、腸の働きが抑えられてしまいます。そこで、左ページのお通じをうながす腸マッサージをしながら、リラックスして排便を待ってください。

便秘の改善は気長に待つ気持ちが大切です。15分、あるいは30分待っても無理ならその日はすっぱりあきらめ、あまり思い悩まず続けていきましょう。

便秘に効果的な腸マッサージ

「の」の字マッサージ

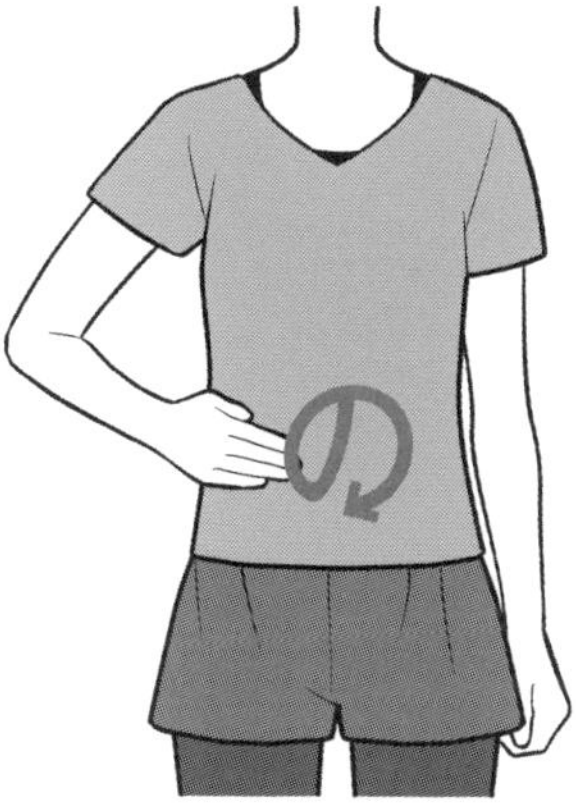

おへそを中心に、ひらがなの「の」を描くようにもみながら、時計まわりにマッサージする

大腸もみほぐし

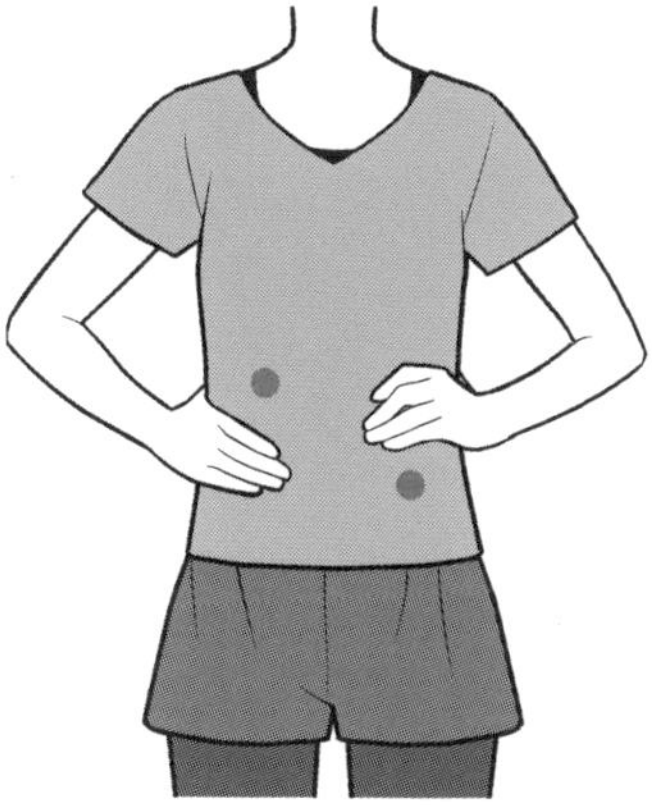

左右のわき腹をぐっとつかんでもみほぐす。右わき腹と左下腹部、左わき腹と右下腹部、というように、上下左右を交互に行う

POINT
大腸は下腹部に四隅を描くように位置している。"曲がり角"で便が詰まりやすいため、その部分を刺激することを意識したい

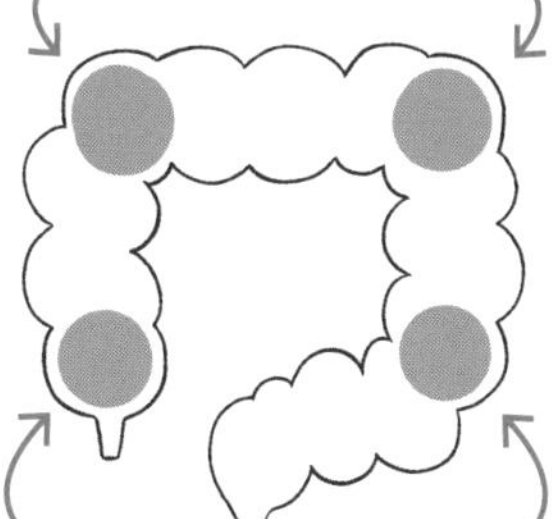

朝の習慣⑤

良いウンチ、悪いウンチで腸内環境をチェック!

腸内環境は、日々のウンチを見ることでわかります。健康な腸からは健康的なウンチが出ますし、脂っこい食事や生活リズムの悪化で悪玉菌が増えれば、ウンチのコンディションもしっかり悪化します。また、細菌性の炎症が起これば、水のような下痢や血液を含む赤いウンチが出てきます。

ウンチはわたしたちの腸内環境を雄弁に語ってくれるのです。

ウンチだけで腸のすべてを判断することは危険ですが、受診のきっかけにすることができます。また、日々の食事が腸に与える影響を実感することができ、食生活を改めるモチベーションになります。左のポイントを参考に、毎日チェックする習慣を身につけましょう。

良いウンチ、悪いウンチの例

良いウンチ

善玉菌が多く、腸の働きが良い
- いきまなくてもスルッと出る
- 水のなかに浮く
- 歯磨き粉より少し硬め
- 色が黄色か黄褐色　● 臭くない

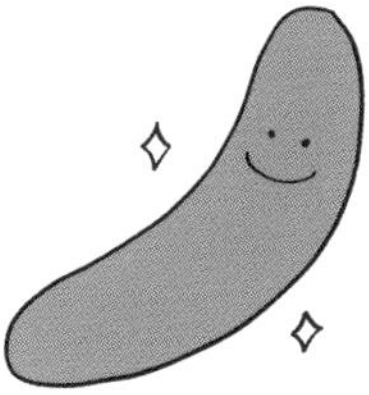

バナナ便

やわらかく表面がなめらかで、いきまずに気持ち良くスルッと出る。軽く水に浮く

悪いウンチ

悪玉菌が多く、腸のはたらきが停滞
- いきまないと出ない
- 水のなかに沈む
- コロコロした便や、硬い便が出る
- 茶色や茶褐色など色が濃い
- 臭いがきつい

コロコロ便

コロコロと分かれた硬い便で、出すのに時間がかかる。水分と食物繊維不足の状態

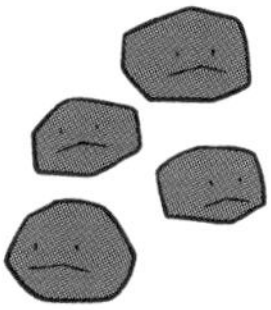

硬い便

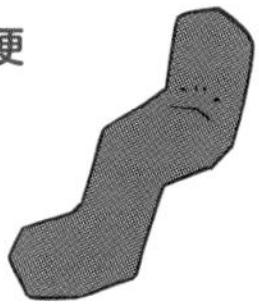

ソーセージ状で、カチカチに固まった便。水分不足やストレスが原因のことが多い

泥状便

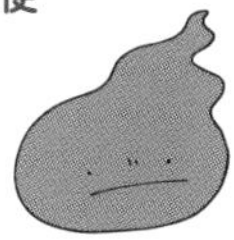

ふにゃふにゃだったり、ドロドロだったりと、形がはっきりしない便。お酒や肉類の摂り過ぎが考えられる

水様便

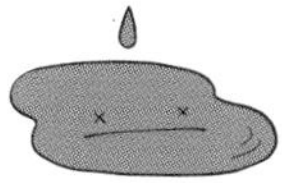

液体状で、固形物を含まない便。食中毒や、ウイルス感染症の疑いがある

POINT

ウンチの約80%は水分で、残りの20%が食べカスや腸内細菌でできている。1gのウンチのなかには、約1兆個の腸内細菌がいるといわれる。ウンチには、粘膜や腸内細菌が含まれるため、色で腸の状況がわかるほか、固さ（水分量）で腸の働きを確認することができる。また、悪玉菌が優勢だと有害物質によって異臭を発するため、臭いも腸内環境を知る手がかりになる

朝の習慣⑥

「ゆるスクワット」で効率良く筋肉を鍛える

健康を維持するうえで、避けて通れないのが「運動」です。とくにいま、テレワークで身体を動かす時間が減っている人は、なおさら注意が必要です。

筋力の衰《おとろ》えは血流の低下につながり、基礎代謝が下がって体温も低下します。エネルギーの消費量が減って肥満の原因になるほか、血流の低下によって老廃物がたまり、老化の促進や身体の不調を引き起こします。また、体温の低下もともなって、免疫力を下げてしまいます。

わたしは健康を維持できる程度の効率的な運動として、「ゆるスクワット」と名づけたオリジナルの運動を毎朝行っています。

スクワットは全身の筋肉でもっとも体積の大きい、太もも・ふくらはぎ・お尻の筋肉を鍛え、効率的に基礎代謝を高められる運動です。また、立って歩くために必要な下半身の筋肉を維持するだけでなく、腸の筋肉も鍛えることができます。
みなさんも、まずは朝昼夜10回ずつ、1日30回を目標にはじめてみてください。

健康を維持する「ゆるスクワット」

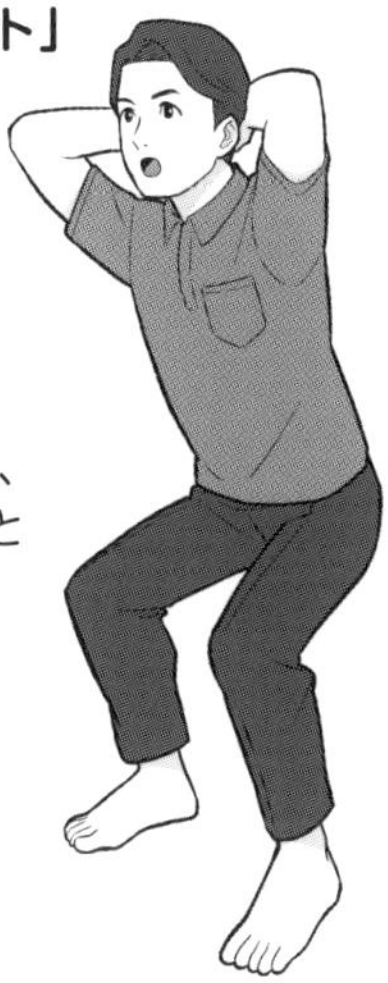

手順

①両足を肩幅に開き、
両手を頭の後ろで組む

②背筋を伸ばして、息を吐きながら、
ひざが90度になるまでゆっくりと
腰を下ろす

③息を吸いながらゆっくりと
ひざを伸ばして、元の姿勢に戻る

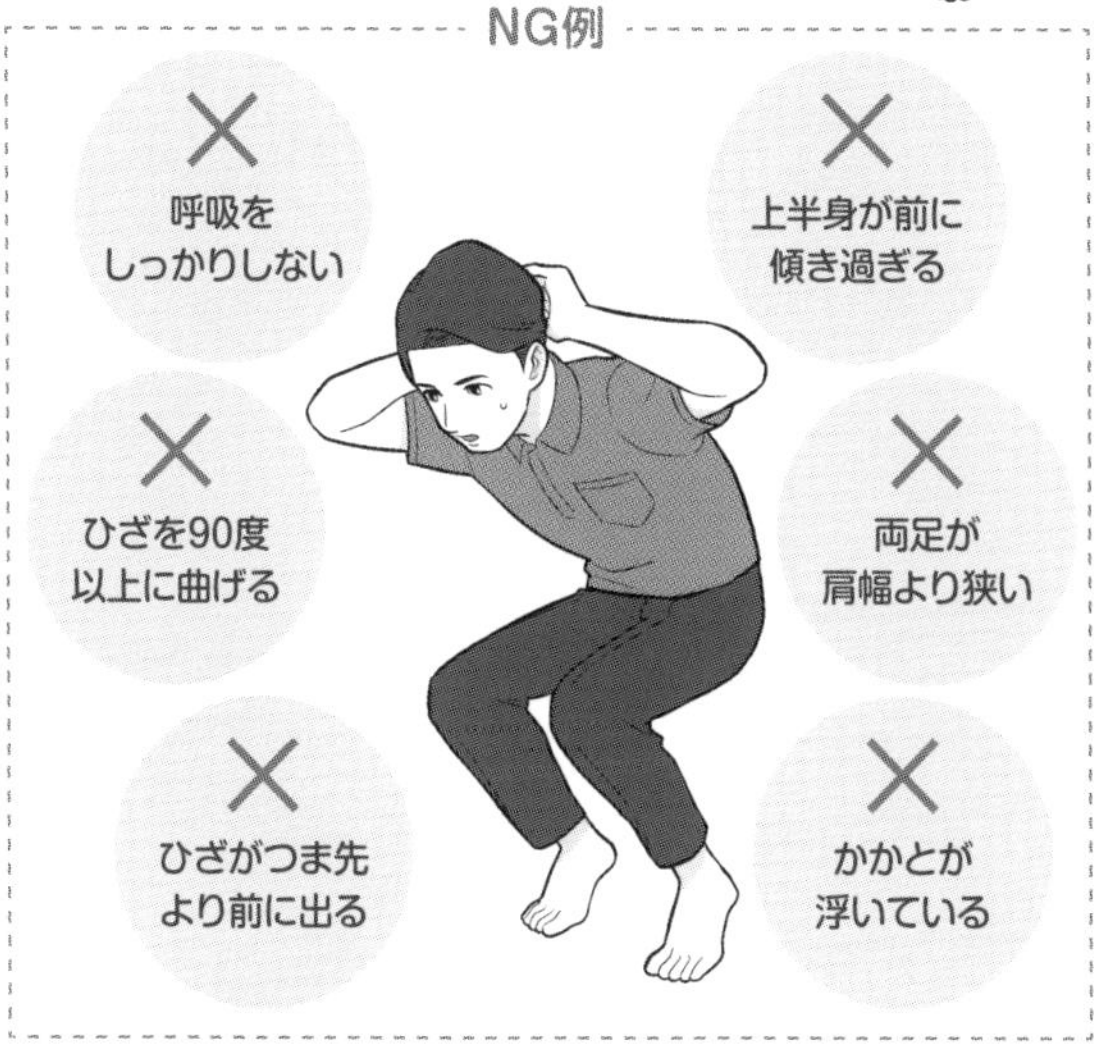
NG例
呼吸をしっかりしない
上半身が前に傾き過ぎる
ひざを90度以上に曲げる
両足が肩幅より狭い
ひざがつま先より前に出る
かかとが浮いている

免疫力を高める「昼の習慣」

ストレスから逃げられないのなら、心をとらわれないテクニックを身につけよう

仕事では、多かれ少なかれストレスはつきものです。業務過多、業績不振、後輩指導、商談や上司との交渉、スケジュールとの戦いなど、その要因を挙げればきりがないでしょう。

また、家族や友人、パートナーとの人間関係や、お金の悩み、将来に対する漠然とした不安などからストレスを感じている人もいるかもしれません。

ストレスは自律神経を乱し、交感神経が過剰に優位になることで、血管が収縮し、血圧や血糖値を高め、血管を傷つけて心疾患や脳疾患の原因となります。血流の悪化

により、全身の細胞に栄養と酸素が行き渡らず、内臓をも傷つけます。

そして、腸の蠕動運動の働きが弱くなることで便秘などの原因となり、腸内環境を悪化させます。

さらに、ストレスは「コルチゾール」というホルモンの分泌をうながし、その分泌が過剰になると脳細胞が破壊されることがわかっています。その結果、認知症やうつ病の原因にもなるのです。

ストレスを完全にゼロにすることはできませんから、真っ正面から受け止めていたら身が持ちません。**大切なのは、ストレスをうまく受け流すこと。**誰でも簡単にできるテクニックをお伝えしましょう。

昼の習慣①

鏡の前でニッコリ、笑顔をつくる

「笑う門《かど》には福来《きた》る」といいますが、いつもニコニコ笑顔の人は話しかけやすいし、見ているだけで楽しい気分になりますよね。笑顔はまわりの人間の感情をポジティブにし、結果的に人間関係のストレスを減らしてくれます。

また、**笑顔にはさまざまな健康効果があります。**口角をしっかり上げて笑うと、表情の動きが脳の視床下部《ししょうかぶ》に刺激を与え、副交感神経を活発にしてリラックスできるのです。これは、つくり笑顔でも同じ効果があります。

さらに、笑いはセロトニンの分泌をうながし、気持ちを明るくしてストレスを減らしてくれます。さらに、ＮＫ細胞やリンパ球など免疫細胞の働きも活性化してくれるのです。心からの笑いは、笑顔で話せるリラックスした人間関係があってこそですから、日頃からニコニコしていることが大切なのです。

逆に、しかめっ面は交感神経を優位にし、血流を悪化させ、腸の蠕動運動も低下させます。体調の悪化がさらに表情を曇らせ、負のスパイラルに陥ってしまいます。

ですから、最初はつくり笑顔で構いません。鏡の前に立ち、口角を上げて笑う習慣を身につけましょう。出勤前や職場のトイレの鏡、パソコンのモニターが暗くなった瞬間など、つねに表情をチェックして、真顔になっていたら口角を上げて笑ってみるのです。

笑顔が苦手な人も、あきらめずつくり笑顔を繰り返してください。やがて表情筋が柔らかくなり、いびつだった笑顔が柔らかい本物の笑顔に変わっていくはずです。

昼の習慣②

「ゆっくり動く」「ゆっくり話す」

いつも慌ただしく、せわしない働き方は、ただ非効率なだけでなく、心身の健康や免疫力も落としてしまいます。

自律神経は精神状態に大きく左右されます。ギリギリの出発や、過密スケジュールなど、いつも時間に追われて焦っていると交感神経の優位な状態が続きます。ストレスと自覚しないような**心に余裕のない過ごし方が、実は自律神経を乱す大きな要因**です。呼吸はつねに浅くなり、血流は乱れ、酸素が全身の細胞に行き渡らず、心身のパフォーマンスが低い状態になるのです。

一生懸命に働いているのに、思考力や判断力が落ちてミスが頻発《ひんぱつ》。焦って冷静になれず、マイナス思考になってまた焦る。それでは、いずれメンタルも体調も崩します。

副交感神経を働かせ**自律神経を整えるには、「ゆっくり動く」こと**を意識してください。まずは早起きしてゆっくりと通勤、30分前に出社。今日やることを整理して、自分を慌てさせないための準備を整えましょう。

時間の余裕があれば、朝、エスカレーターの順番をゆずったり、同僚や上司に気づいて挨拶をしたりすることができ、心のゆとりが生じます。心のゆとりの自覚が、自律神経の安定につながることを忘れないでください。

仕事中も、焦りを感じてきたら背筋を伸ばし、深呼吸をして「ゆっくり、そのぶん正確にやろう」と気持ちを切り替えられるといいですね。

切り替えが難しい人は、**まず「ゆっくり話す」ことからはじめてみる**のがおすすめです。意識的にゆっくり話すと、自分の考えを整理しながら話すことができ、相手にとっても聞き取りやすく、なにより知的に感じられて説得力と信頼感が増します。

まずは「ゆっくり話す」だけで起こる変化を実感し、自律神経の整った働き方へと見直しを図りましょう。

昼の習慣③

「ワンツー深呼吸」で交感神経にストップをかける

「自律神経を乱さないように……」「ゆっくりゆっくり」と思っても、緊張するものは緊張するし、焦るものは焦ります。ひとたび交感神経が働いてしまえば、呼吸は浅くなり、血流が悪化して筋肉は緊張し、脳は低酸素状態に。自分の気持ちひとつでは、なかなか平静を取り戻せません。

そんなときのために、副交感神経を働かせて心身を静められるテクニックを覚えておきましょう。**自律神経を自分の力でコントロールする最善の方法は、深呼吸**です。

深呼吸をすると心が落ち着くのは、血液量が増加し、酸素が細胞に行き渡って筋肉がゆるむから。肩の力が抜け、脳に血が巡って心が落ち着くのです。

不安や焦り、または緊張を感じたとき、左ページの「ワンツー呼吸法」を実践してください。なにもなくても1日1回、3分間をめどに習慣化すると、自律神経のバランスが整い、腸内環境の改善や免疫力の向上にも役立ちます。

副交感神経を働かせる「ワンツー深呼吸」

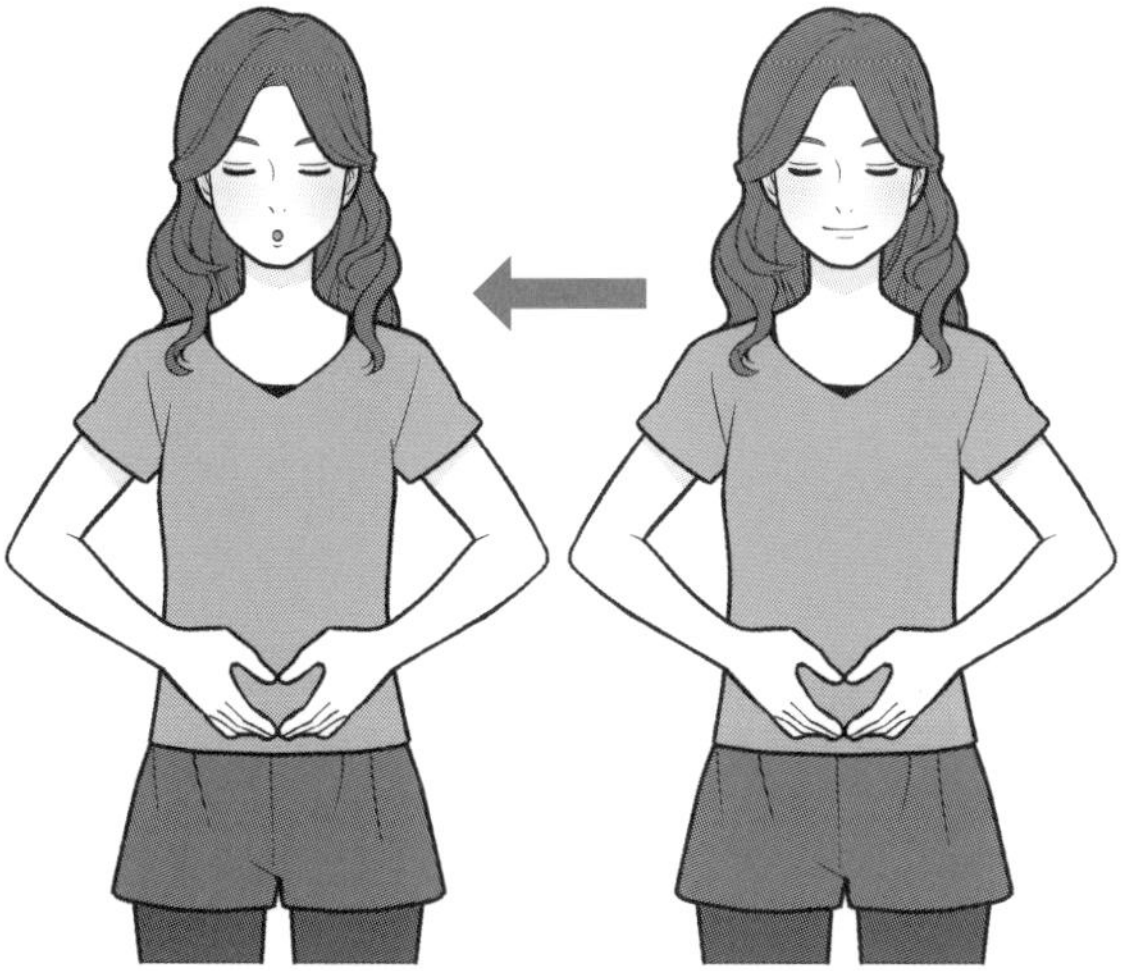

手順

①背筋を伸ばしてまっすぐに立つ（または座る）

②両手のひらを軽くお腹にあて、4秒間、鼻から息を吸う

③8秒間、口から息を吐く

昼の習慣④

怒りが収まらないときは、階段を上り下り

腹わたが煮えくり返るような「怒り」を覚える瞬間は、仕事をしていれば当然ありますし、プライベートでも起こります。

しかし、「怒り」はなにひとつ恩恵をもたらしません。**爆発的な感情で乱れた自律神経は、およそ3時間は交感神経が異常に優位になったまま元に戻らない**といわれています。そして血管の収縮、血圧上昇、血糖値の上昇によって、ただ自分の血管と内臓が傷つき、ひいては健康と免疫力が損なわれるだけなのです。また、血圧の上がり方も激しいため、脳梗塞や脳出血、心臓発作の引き金にもなり得ます。

周囲の人間にとっても不快でしかないそんな感情は、さっさと振り払ってしまいましょう。

まず、対話中の怒りであれば先に述べた「ワンツー深呼吸」をし、ゆっくりと話をして、努めて冷静に相手と向き合いましょう。そのあとで収まらない怒りは、身体を動かして整えます。

職場であれば非常階段に行き、1～2フロア分の上り下りを行いましょう。ゆっくりとリズミカルな動作を繰り返し、副交感神経を働かせていきます。激しく上ると交感神経を刺激してしまうので注意してください。

このほか、タッピング（162ページ参照）や癒しの音楽を聴くなど、怒りを鎮《しず》める方法はたくさんありますが、まじめな人、正義感の強い人ほど、なかなか怒りを手放せないことがあります。

そんなときは、**自分の怒りを「自律神経のせい」にしてしまいましょう。**自分の忍耐力の弱さや性格をなげく必要はありません。感情は人間のホルモンや神経が生み出すものであり、怒りは自律神経の乱れが引き起こす歪《ゆが》みに過ぎないのです。

怒りに向き合って貴重な時間を費やすより、自分が楽しいと感じることに時間を費やしましょう。

昼の習慣⑤

座り過ぎに要注意！すきま時間のストレッチで腸を動かそう

デスクワークの人にとってあたりまえの、長時間の座り姿勢。実は、肥満や糖尿病、がんや心筋梗塞、狭心症などのリスクを高めることがわかっていて、**世界保健機関（WHO）でも警鐘を鳴らしている危険な習慣**です。

さらに、座ったままの姿勢でいることは、腸の蠕動運動を滞らせます。午前中は交感神経の働きで止まっている腸も、昼食後には蠕動運動をはじめなければならないのに、座り姿勢が続くことでその活動が停滞してしまうのです。

そこで、たまに席を立って、後屈・前屈のストレッチで身体を動かしましょう。

お腹の上段（肋骨のすぐ下）をつかんでぎゅっとしぼり、息を大きく吸いながら後屈し、息を吐きながら前屈します。続いて、お腹の中段（おへその真横）、下段（腰骨のすぐ上）と手でつかむ位置を変え、上段・中段・下段それぞれ8回を目安に行います。お腹の深部に手で圧力をかけることで腸を刺激し、蠕動運動をうながすことができます。

座り過ぎ解消！ 腸刺激ストレッチ

手順

①足を肩幅に開いて立ち、肋骨の下をつかむ。体を反らしながら、大きく息を吸う

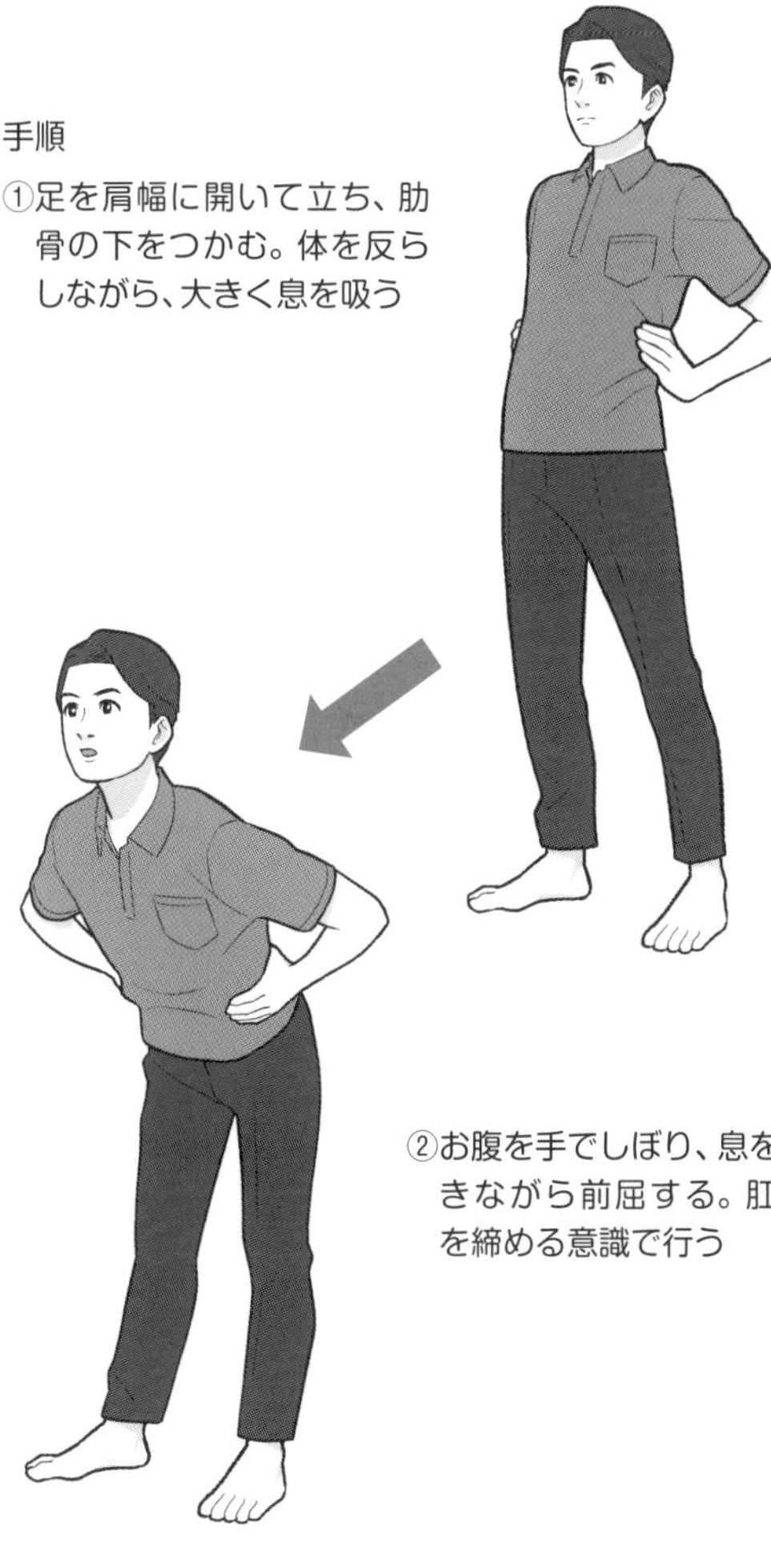

②お腹を手でしぼり、息を吐きながら前屈する。肛門を締める意識で行う

昼の習慣⑥

仕事中でもできる1分ストレッチ

コールセンターや窓口業務などのように、職種によっては休憩時間まで席をまったく離れられなかったり、お客さまの目があって大きなストレッチの動作がはばかられたりする人もいるはずです。

そこで、座ったままできる1分ストレッチを紹介します。電話の接客対応やパソコンへの入力など、仕事に集中して交感神経が高まったら、肩甲骨や股関節、脚をゆるめて副交感神経の働きをうながしましょう。

気持ちを切り替えるだけでなく、腸に刺激を与え、蠕動運動をうながす効果が期待できます。

気持ちを切り替え！ 1分ストレッチ

肩甲骨ゆるめ

片腕を前に出し、ひじを曲げて手首を上にする。反対側の手で曲げたひじを固定し、手首をまわす。左右で行う

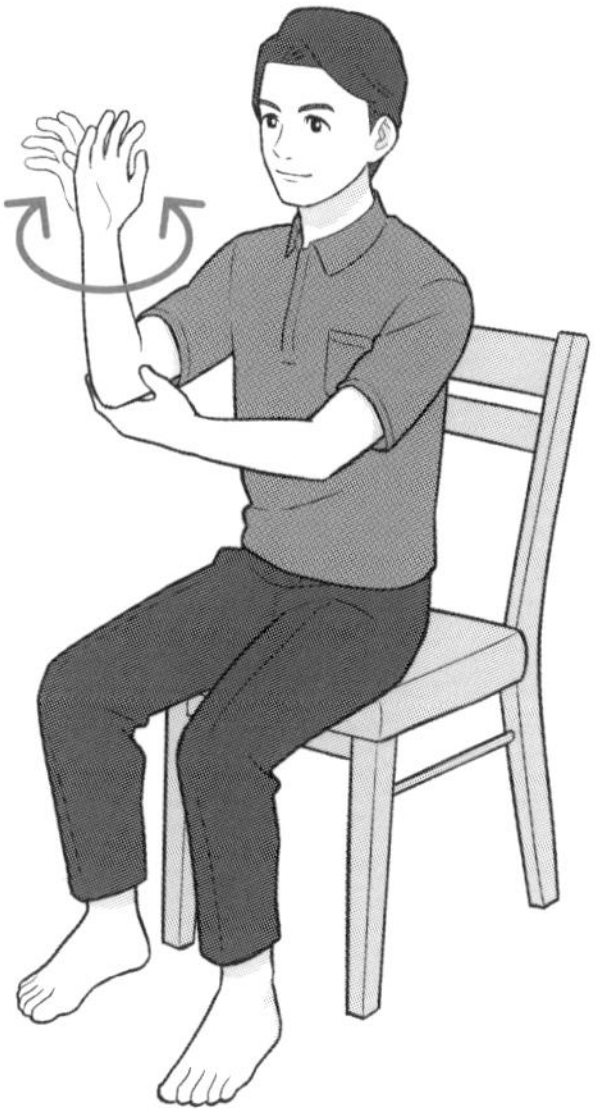

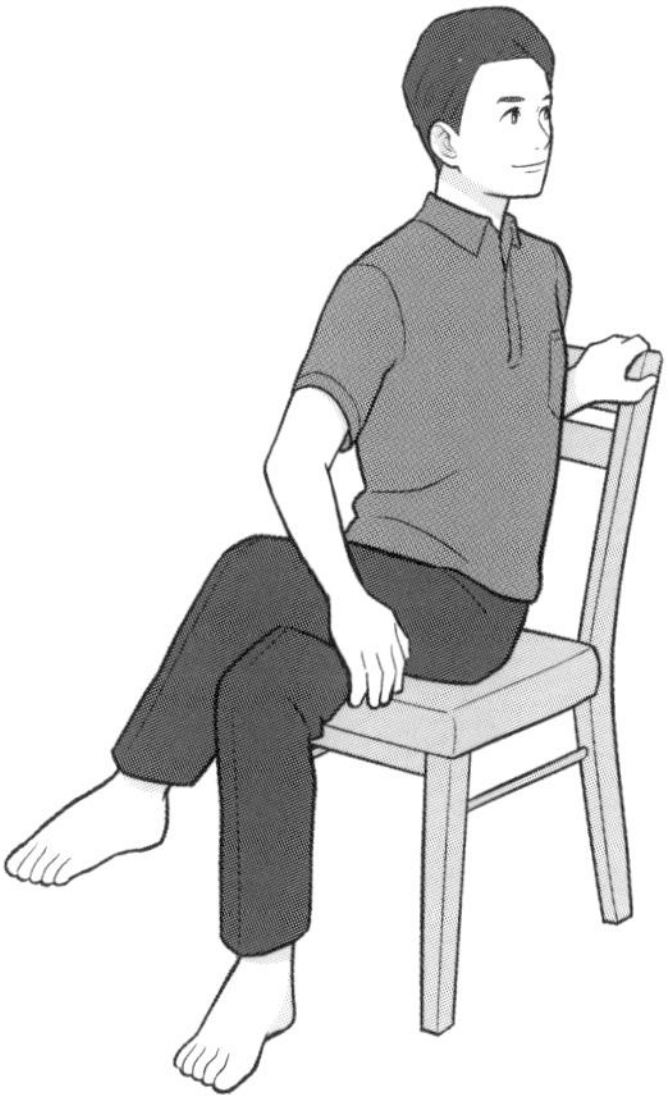

お腹ひねり

椅子に座ったまま、左脚を上にして脚を組み、左側にお腹をひねる。左手で椅子の背をつかみ、右手で左脚が動かないように抑えておく。左右で行う

昼の習慣⑦

30秒のタッピングで、いつでも手軽にリラックス!

さらに手軽なリラックスの手段は、「タッピング」です。顔や頭を指で30秒ほどトントン叩くだけ。仕事中なら、トイレに行ったときがちょうどいいかもしれません。

顔や頭には副交感神経の働きを高めるツボがたくさんあります。ツボを刺激することで**自律神経のバランスを整え、腸の働きも改善**しましょう。

タッピングは仕事中だけでなく、出勤前や眠る前など、いつでも行って構いません。とくに、毎食後にタッピングを行うと消化・吸収がスムーズになるのでおすすめです。ただし、行う前後には必ず手指を清潔にしてください。

手軽にリラックス！ 30秒タッピング

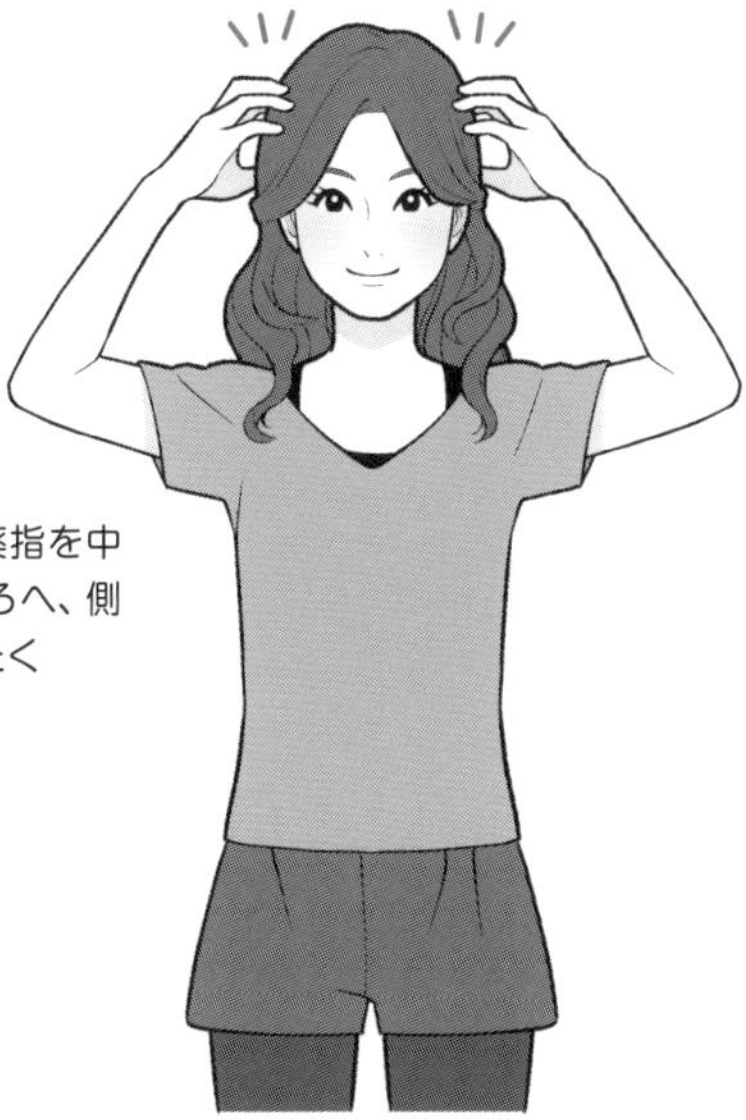

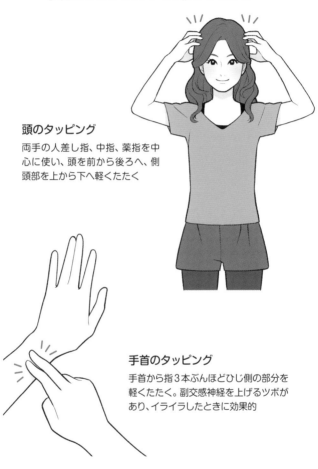

頭のタッピング

両手の人差し指、中指、薬指を中心に使い、頭を前から後ろへ、側頭部を上から下へ軽くたたく

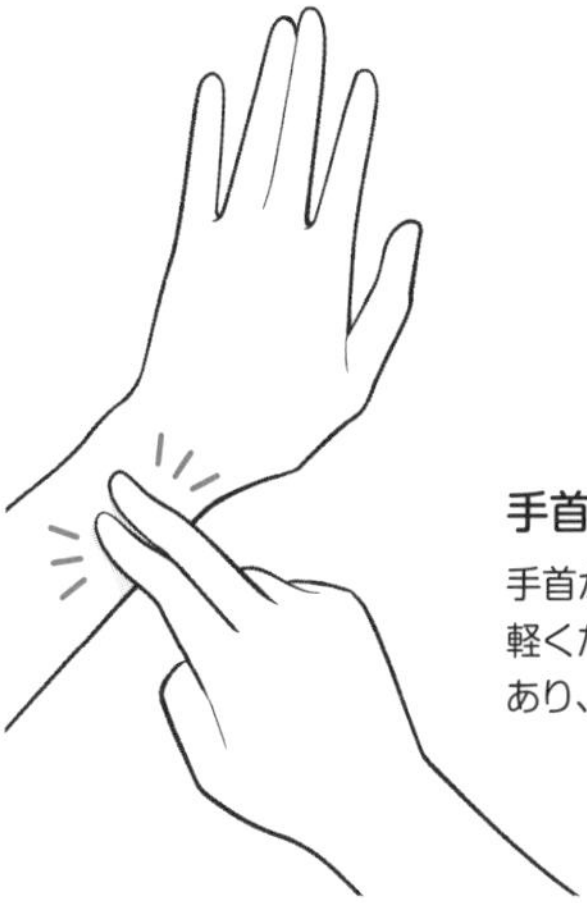

手首のタッピング

手首から指3本ぶんほどひじ側の部分を軽くたたく。副交感神経を上げるツボがあり、イライラしたときに効果的

※タッピングを行う前後に、手指を必ず清潔にしてください

昼の習慣⑧

ストレスと距離を置き、無心になれる時間をつくる

毎日を忙しく過ごしていると、目の前のことに振り回されてばかり。疲れやストレスがたまり、自律神経を乱してしまいます。

そうならないよう、毎日どこかで「無心になれる時間」をつくるといいでしょう。ぬり絵でも音楽を聴くのでも構いません。無心になれる時間をつくることで、**頭のなかでグルグルまわっていた悩みや不安から距離を置き、冷静になることができる**のです。

わたしはどんなに忙しい日でも、毎日1枚はスマートフォンで写真を撮っています。夕焼けの空や道端の花など、心惹《ひ》かれたものを写真に収める瞬間は、すべてのストレスを忘れていられます。近頃ではインスタグラムもはじめ、「どうしたらもっとキレイ

に撮れるかな」と、雑事から離れ無心になってスマートフォンを構えています。

とくに、空の写真はいいですね。空を見ると心が晴れるのは、気持ちの問題だけではありません。空を見上げると気道がまっすぐになり、自然と酸素量が高まります。毛細血管が拡張し、栄養と酸素が行き渡ることで自律神経が整い、心身がスッキリするのです。

また、写真を撮らずとも、**ただ空を眺めたり、風や街の音、木々のざわめきに耳を澄ませたりすることもおすすめ**です。五感を働かせて心地いい環境にひたることで、副交感神経がゆるやかに働き、気持ちが落ち着いていきます。

免疫力を高める「夜の習慣」

質の高い睡眠を得るために心と身体のメンテナンスをする

厚生労働省によれば、いま日本の成人の約20％、５人にひとりが慢性的な不眠によって十分な睡眠がとれていないといいます。

睡眠は生物に欠かせない心身のメンテナンスタイムです。記憶の整理や大脳の休息によってメンタルや脳のパフォーマンスを支え、身体の細胞を修復し疲労を回復。また、肌の角質など古い組織を除去し、神経の調節なども行われます。

しかし、寝つきが悪い、途中で目覚める、早く目覚め過ぎることで睡眠時間が不足したり、時間は長くても眠りが浅かったりすると、メンテナンスは不十分に。その結果、肌荒れや疲労感、パフォーマンスの低下だけでなく、自律神経や腸内環境の乱れにもつながり、免疫力の低下や病気の原因にもなります。

こうした「睡眠の質の低下」は、夜になっても交感神経が優位なままで副交感神経の働きが弱く、身体が眠りの準備を整えられないことで起こります。

副交感神経の働きは男性で30代、女性で40代から低下しはじめます。眠る前の3時間を中心に、副交感神経の働きを高める習慣を身につけましょう。

夜の習慣①

夕食は「眠る3時間前」に済ませよう

仕事が終わるのが遅くなれば、食事も遅い時間になりがちです。しかし、遅い時間の食事は自律神経の働きを乱して睡眠の質を低下させるだけでなく、腸内環境も悪化させます。必ず、眠る3時間前までには夕食を終えるようにしてください。

食事の「噛む・飲み込む」という動きは交感神経がつかさどっていて、食事中は交感神経の働きが優位になります。そしてそのあとの、「消化・吸収」を副交感神経がつかさどります。そのため、**眠る直前に食事をしてしまうと最低3時間ほど交感神経が優位になり、眠れなくなったり、浅い眠りになったりしてしまう**のです。

また、腸は副交感神経が優位に働く睡眠中に、腸内の消化物を肛門まで押し出し、「空腹期消化管運動」という腸のクリーンアップを行います。しかし、胃に消化物が残っていると、その働きが阻害され腸内環境は悪化します。

さらに交感神経が優位なまま眠っているため、基本的に胃も腸も働きが停滞し、翌朝の胃もたれや食欲不振、便秘にもなりやすくなるのです。

そのほか、「食べてすぐに寝ると太る」の言葉どおり、食事によって血糖値が高まったまま眠ると、脂肪として蓄積されやすくなり肥満の原因となります。

こうした睡眠中の消化器の働きを考えれば、自律神経と胃腸にストレスをかけないよう**夕食は腹6分目が理想**です。目いっぱい食べる場合も、最低でも眠る3時間前、できれば5時間前までに食事を済ませてください。

夜の習慣②

首まわりをほぐして副交感神経の働きを高める

睡眠不足やストレスによって、夜になっても気持ちが昂《たかぶ》り、交感神経が優位なままのときは、首まわりをほぐして外側から副交感神経を高めましょう。

首まわりには、自律神経に関係する「迷走神経」や「星状神経節《せいじょうしんけいせつ》」があります。首の筋肉がこっていると血流が滞って、こうした神経の働きが悪化し、自律神経にも悪影響をおよぼします。

ネックウォーマーやホットタオルで首を温めたり、後頭部にある「首をゆるめるツボ」を刺激したりすることで、血流が良くなります。**身体の疲れや頭痛が改善し、気分もスッキリ！**

さらに、副交感神経が働くことで眠りの質も向上し、腸内環境も良くなります。免疫力にも直結する習慣ですから、心身のセルフメンテナンスとして毎日実践しましょう。

首まわりをほぐして気持ちをリラックス

首をゆるめるツボ

首の後ろの髪の生え際には、首をゆるめるツボがある。外側から順に「完骨《かんこつ》」「風池《ふうち》」「天柱《てんちゅう》」の順に並んでいる。外側の「完骨」から順に、首のラインに沿って下にずらしながらそれぞれのツボを両手の親指で押す。また、後頭部にある「百《ひゃく》会《え》」も首をゆるめるツボ。両手の中指で押す

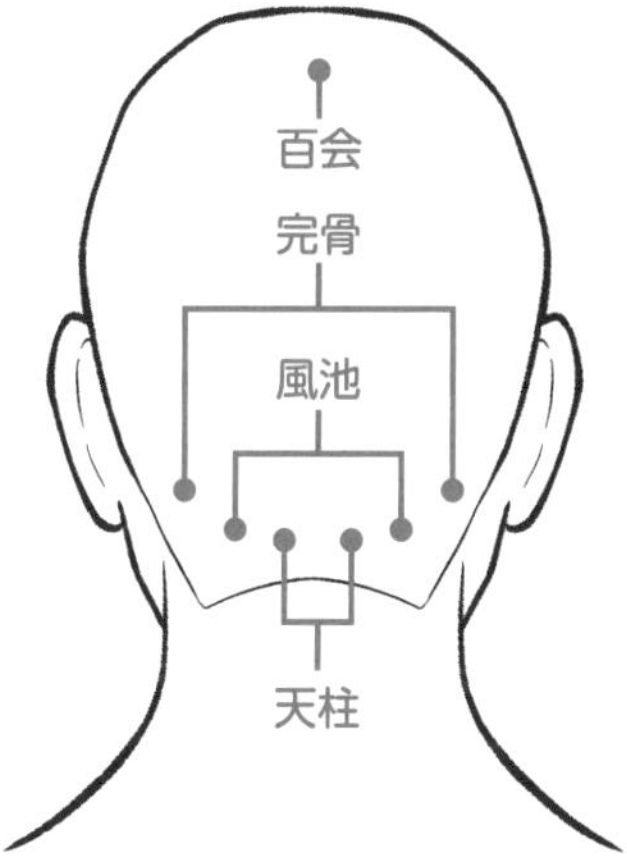

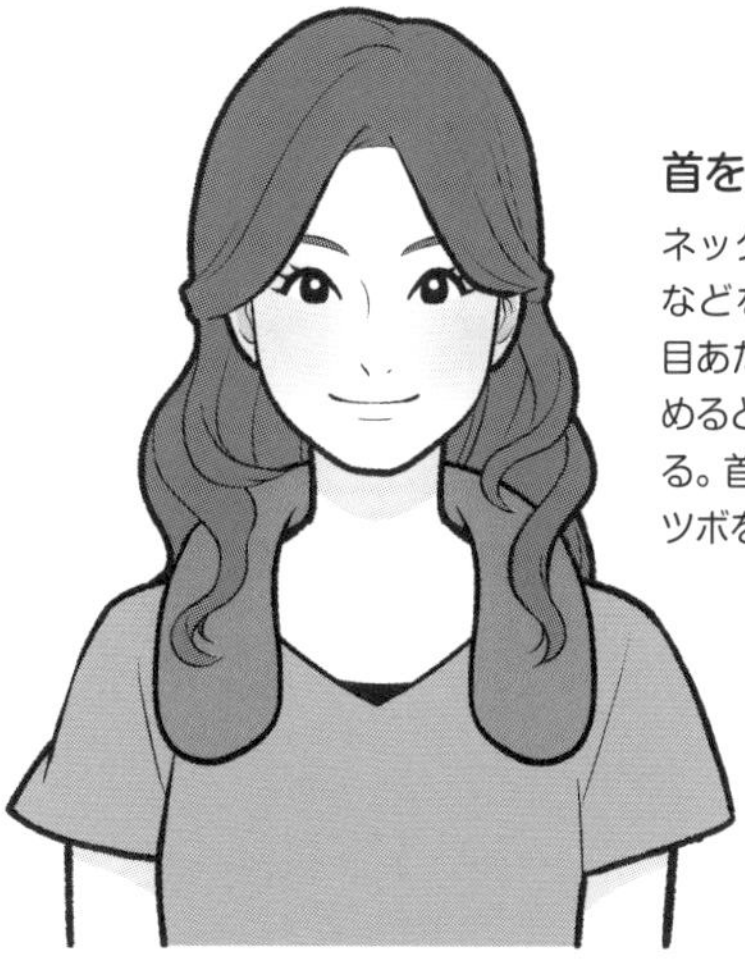

首を温める

ネックウォーマーやホットタオルなどを首にかける。首と鎖骨の境目あたりにある「星状神経節」を温めると、交感神経の働きを抑えられる。首全体を温めることで、上記のツボをほぐすこともできる

夜の習慣③

お風呂で深部体温をゆるやかに温める

入浴は副交感神経を働かせ、心地よく眠るためにとても効果的な手段です。しかし、入浴の仕方によっては逆効果になってしまいます。身体にとって最適な入浴方法で自律神経と腸の働きを整え、免疫力をアップさせましょう。

自律神経と腸の働きを整えるために理想的な入浴は「39～40℃のお湯に15分つかること」。最初の5分は肩までつかり、残りの10分はみぞおちまでつかる半身浴がおすすめです。**全身の血流を良くし、副交感神経の働きを活性化**します。

また、深部体温も適度に高めることができ、眠る頃には身体の中心のほのかな熱が手足の末梢からスーッと放熱され、心地いい眠りにつくことができます。

そして、入浴後は必ずコップ1杯の常温か温かい水を飲んでください。できれば、脱水症状の予防のため、入浴前にも水分補給をしておきましょう。

熱いお風呂が好みの方も多いと思いますが、42℃以上の入浴は交感神経を急激に刺激し、身体が余計に疲れてしまいます。また、直腸温度などの「深部体温」を高め過ぎてしまい、身体の熱がこもっていつまでも抜けず、眠りの妨げとなります。

また、入浴時間も重要です。近頃はテレビや音楽を楽しみながら1～2時間の入浴をする方もいますが、汗で水分が失われ、脱水症状を引き起こす危険があります。

逆にシャワーだけで済ませる場合、浴びた直後は温まった気がしても、結果的に身体が冷えるだけで効果はほとんどありません。身体が冷えると血流が悪化し、腸も冷えて働きが低下します。

血流の悪い冷え性の方の多くは、同時に便秘症でもあります。入浴は、血流を良くして腸の働きを整えるために重要な習慣ですから、便秘になりがちな人は毎日入浴をするようにしてください。

腸の働きを高める「お風呂エクササイズ」

さらに、入浴によって腸の働きを高めるエクササイズを紹介します。いま便秘に悩んでいる方は、ふだんの入浴に取り入れてほしいエクササイズです。

お風呂でのエクササイズは**浮力が働くぶん、身体の負担なく行うことができます。**運動の感覚で激しく動くと交感神経を刺激してしまうので、ゆるやかにリズミカルに行うことがポイントです。

浮力と水圧で効率アップ！　お風呂エクササイズ

両脚倒し

両ひざを立てて座り、バスタブを両手でつかむ。両ひざを揃えて左に倒す。10秒間キープし、もとに戻す。左右で行い、倒しにくいと感じたほうはさらにもういちど行う

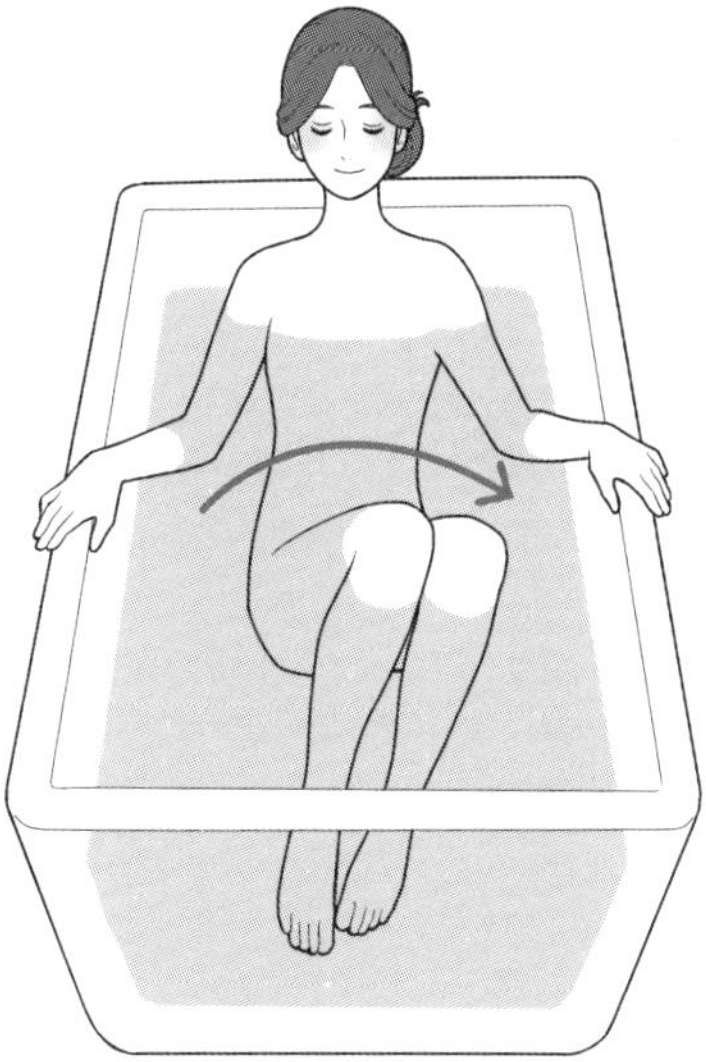

ウエストひねり

両ひざを立てて座る。ウエストを左にゆっくりひねり、バスタブを両手でつかむ。そのまま20秒間キープして、もとに戻す。左右で5回ずつ行う

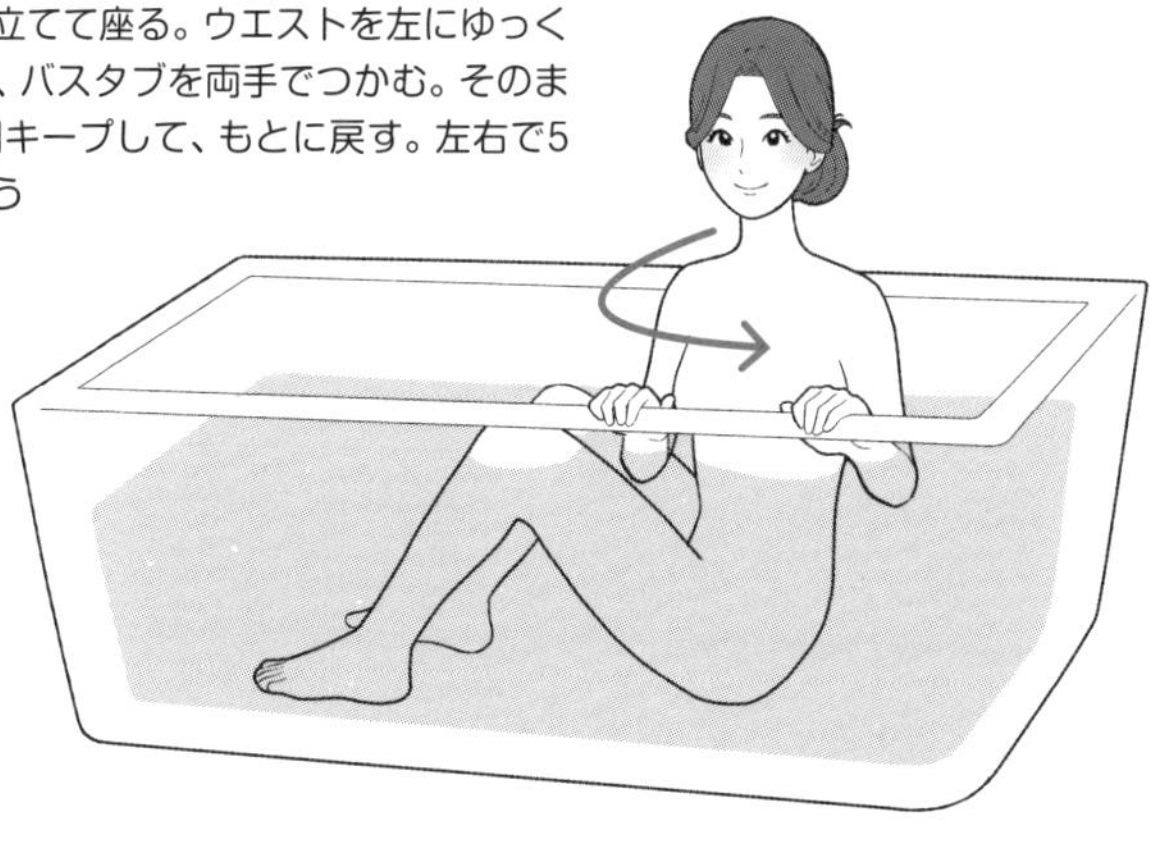

夜の習慣⑤

寝る前の「3行日記」で、ストレスをデトックスする

どんな人も、「今日もいいことばかりだったな」という生き方はなかなかできません。現代社会に生きている限り、失敗や心配、怒りや悲しみなど、心にストレスを負うものです。

問題は、ストレスにとらわれ続けたり、向き合わずに目を背《そむ》けたりしてしまうこと。それではいつまでたっても心に余裕が持てず、自律神経を乱すばかりです。

そこでわたしがおすすめしているのが、1日の終わりに書く「3行日記」の習慣です。書くのはたったの3行だけ。早ければ5分で済むでしょう。手帳やノートに「手書き」で、**いまの自分の心のありようを文字に書き出して整理する**のです。

それだけで、自分のなかにため込んでいたストレスがデトックスされ、心をシンプルに片づけて自律神経を整えることができます。

ストレスが消えていく 3行日記

① 今日一番、失敗したこと

　その日の失敗や、嫌だったことを書き出します。書き出すことで客観視ができ、原因や対策を具体的に検証できます。ストレスの原因に向き合うための1行です。

② 今日一番、感動したこと

　些細なことで構わないので、今日の成功体験や嬉しかったこと、感動や感謝を書き出します。今日が嫌なことばかりではなかったことに気づき、つねに「小さな感動」を見つけられる感性を守る1行です。

③ 明日の目標

　未来に向けたビジョンを具体的にイメージし、その実現のための目標を書きましょう。①の克服のための目標や、些細なことでも構いません。気持ちを未来に向け、モチベーションを高めるための1行です。

夜の習慣⑥

寝る前に部屋を片づけ、翌日の準備を済ませる

本章冒頭の「朝の習慣」では、朝の時間を慌ただしく過ごして自律神経を乱さないことが大切だとお伝えしました。そのためには、早く起きるだけでなく、朝になって慌てないよう前夜に準備をすべて済ませておくことも重要です。

そして準備の際に、**「自律神経を乱す要因」はすべて取り払っておきましょう。**

・明日のスケジュールを確認しておく
・鞄のなかを取り出しやすいよう整理し、必要なモノを入れておく
・毎日持ち歩く財布のなかの金額を設定し、設定金額に戻しておく
・翌日着る服を決めておく

朝になって、「今日は取引先に直行だった！」なんてことになれば、朝の時間は急激に慌ただしくなります。必ず前夜にスケジュールを確認しておきましょう。

また、鞄や財布は、いざというときに必要なモノが取り出せなかったり、必要額がなかったりすると焦りやイライラの原因になります。また、着る服については、朝になって迷っていると無駄に時間を取られてしまいます。そうしたストレスの種を事前に取り払っておくと、より安心して眠りにつくことができます。

さらに、翌日に必要なモノをスムーズに準備するためには、部屋が片づいていることが大切ですよね。もし、部屋が散らかっているようであれば、夜のうちに片づけてしまいましょう。雑然としていたものがスッキリすると、心もスッキリした気分になって副交感神経も働きがアップします。

つねに先手でストレスの種を取り払っておくことは、仕事でのトラブルやミスを減らすだけでなく、ストレスによる免疫力の低下を未然に防ぐためにも大切なことなのです。

夜の習慣⑦

眠る1時間前にはスマートフォンを手放す

布団に入ってからも、スマートフォンでゲームをしたり、動画を観たりしている人は注意が必要です。今日から、眠る1時間前にはスマートフォンを手放すようにしましょう。

スマートフォンのディスプレイの明かり（ブルーライト）は、視神経を通じて脳と自律神経を強く刺激します。**朝、太陽の光を受けて身体が目覚めるのと同じような覚醒のプロセスを、これから眠るにもかかわらず行ってしまうようなもの**です。

ブルーライトが交感神経を急激に高め、眠れなくなる。または、浅い睡眠になって身体のメンテナンスに支障が生じたり、深夜に途中で目が覚めたりする原因となるのです。パソコンの画面も同様です。「翌日のために」と、メールチェックや調べ物をする必要があるのなら、翌朝に少し早く起きて行ってください。

また、睡眠への影響はブルーライトだけではありません。運動で身体に負荷をかけると交感神経が働き出すのと同様に、脳に余計な情報を与えると交感神経が働き出してしまいます。

深夜にスマートフォンでニュースやSNSをチェックしたり、パソコンでメールチェックしたりするのは、これから休もうとしている脳に活性化をうながし、余計な仕事をさせることにつながるのです。

とくにSNSは、「SNS疲れ」という言葉にもあらわれているように、ストレスで神経をすり減らす要因になります。純粋に楽しめるのならいいのですが、友人の旅行写真をうらやましく感じたり、フォロワーの差を気にしてしまったり、ショックな事実を知ってしまったりと、とかく感情を揺さぶられがちです。やはり、リラックスすべき時間に見るものではないでしょう。

スマートフォンやパソコンは、できれば眠る3時間前、少なくとも1時間前には遠ざけておくことが無難です。

免疫力を高める「食事の習慣」

腸内環境と自律神経を整える正しい食事術をマスター

食事指導において重要なことは、「すべての人にあてはまる栄養指導は困難」ということです。その理由は、一人ひとり異なる腸内細菌の多様性にあります。

ある実験で、肥満のマウスの腸内細菌を正常なマウスに移植すると、同じ食事をしていても肥満になったことが実証されています。逆に、肥満の被験者にやせた人の腸内細菌を移植した結果、肥満が解消された検証結果も事実として存在します。

また、海苔やワカメを分解できる腸内細菌を日本人は約90％が持っていますが、海外では約15％の人しか持たないこともわかっています。

このように、同じ食事をしていても、人それぞれの腸内細菌次第で摂取できる栄養や身体への影響は異なるということ。大事なのは、わたしたちの腸内細菌は良くも悪くも未知の多様性を秘めているからこそ、身体によい影響を与える善玉菌を増やすことです。そして、**「自分に合った食事」を見つけ出し、継続すること**にあります。

そのための栄養素や食事のヒント、そして、誰にもあてはまる健康的な「食べ方」のポイントをお伝えします。

食事の習慣①

ゆっくり噛んで、食事を楽しむ

よくいう**「早食いは肥満のもと」は、医学的に見ても確かなこと**です。早食いは満腹中枢《ちゅうすう》が反応する前に、量を多く食べ過ぎてしまうからです。

また、食べ物を噛んだり飲み込んだりする機能は交感神経がつかさどっているため、早食いは交感神経を急激に高め、消化・吸収の働きを弱めてしまいます。自律神経のバランスや腸内環境に悪影響であることはもちろん、血糖値も急激に高まり、エネルギーをうまく吸収できず、脂肪として蓄えやすくなってしまうのです。

若いうちは自律神経が元気なので早食いをしてもカバーできますが、男性は30代、女性は40代を過ぎると副交感神経の働きがガクンと低下し、肥満になりやすくなります。

大事なポイントですので、整理しましょう。よく噛んで、ゆっくりと食事をすることには、次のようなメリットがあります。

・副交感神経の働きを高め、消化・吸収が良くなる
・満腹中枢が働き、食べ過ぎを防ぐことができる
・血糖値の上昇をゆるやかにし、内臓や血管の負担を減らす
・その結果、肥満の防止にもつながる

このように、**食べるスピードひとつで自律神経、腸内環境、肥満防止、そして血液を通じた全身の健康状態にも影響します。**たかが「早食い」と思ってあなどってはいけません。

また、食事中に仕事などの考えごとをしながら食べると、交感神経がより優位に働き、自律神経のバランスや消化・吸収に影響します。食事とは、本来楽しいものです。食事を味わい、リラックスして楽しむことが、免疫力を高めるのだということを知っておいてください。

食事の習慣②

発酵食品を2種類以上食べて、善玉菌を取り入れる

腸内環境を整えるためには、善玉菌・悪玉菌・日和見菌の腸内細菌たちのバランスを整えることが大切であることを第2章でお伝えしました。

そして、その勢力争いの中心は、子どもの頃に抱え込んだ腸内細菌たちです。**むかしからずっと腸に住んでいる善玉菌たちをサポートし、繁殖を助けてあげることが腸内環境の改善につながります。**

そのためには、いわば「助っ人」として食事で善玉菌を送り込み、腸に定住している善玉菌たちをサポートしてあげることが大切です。

食事で摂れる助っ人の善玉菌は、ヨーグルト、味噌、納豆、醤油、チーズにぬか漬け、キムチなど、さまざまな発酵食品で摂取することが可能です。これらの発酵食品

には、乳酸菌や麹菌、納豆菌、そのほかさまざまな酵母などの善玉菌がいます。それらの菌が腸のなかで短鎖脂肪酸を産生し、腸内を弱酸性に保ってくれることで悪玉菌を減少・抑制し、もともといる善玉菌を活性化させるのです。

その摂取の仕方ですが、助っ人の善玉菌は排泄されてしまうので、毎日摂取することが肝心。毎日食べる定番の「マイ発酵食」を決めたうえで、プラス2～3種類の発酵食品を意識的にいろいろ変えて食べるのがおすすめです。

というのも、納豆には納豆菌がいるように、発酵食品はそれぞれ生息する菌が異なります。また、同じ納豆でも、メーカーや産地がちがえば納豆菌の種類が細かく異なるのです。腸内細菌の多様性や性質はまだまだ解明しきれておらず、人によって定着している腸内細菌との相性の良し悪しや、発揮する効果の具合は異なるようなのです。

だからこそ、**いろいろな発酵食品を食べることが大切。**ワインのおつまみひとつとっても、サラミ、アンチョビ、塩辛、かつお節、ピクルスなど、発酵食品のバリエーションを持たせてみましょう。

食事の習慣③

1種類のヨーグルトを食べ続けてみる

発酵食品のなかで、朝でも食べやすい定番といえばヨーグルトです。いま、ヨーグルトを毎日食べている方も、これから食べようと思う方も、ヨーグルトの選び方と食べ方を頭に入れておきましょう。

【ヨーグルトの選び方】

市販のヨーグルトにはさまざまな種類があります。LG21、ラブレ菌、PA3、KW乳酸菌、ガセリ菌、ビフィズス菌など、それぞれ独自の善玉菌を打ち出しています。それぞれ腸内環境を整えるだけでなく、O-157やピロリ菌の働きを抑えたり、アレルギー症状を緩和したりするなど、強みを持っています。

まずは、**ひとつのヨーグルトを1〜2週間、毎日食べてみましょう。**便通がよくなったり、便の形状や色が改善したり（144ページ参照）、肌荒れや睡眠の改善などの効果を実感できたなら、自分に合ったヨーグルトといえます。自分に合うヨーグルトは必ずなんらかの効果があります。

また、悪玉菌が優勢の場合、アンモニアや硫化水素などが産生されるため、便に異臭があらわれます。イヤな臭いが消えたのであれば、それも腸内環境改善の証です。

【ヨーグルトの食べ方】

ヨーグルトの効果的な摂取量は、毎日200g。大きいパックのプレーンヨーグルト半分の量です。**食後を基本とし、1日で数回に分けて食べても構いません。**ヨーグルトの善玉菌は時間がたつほど減少してしまうため、購入後はなるべく新鮮なうちに食べてください。

また、ヨーグルトだけで食べるより、フルーツや野菜などの食物繊維が豊富な食材と組み合わせて食べるのが効果的。その理由は、次のページでご説明しましょう。

食事の習慣④

「ネバネバ食材」と「フルーツ」で善玉菌をサポート

ヨーグルトにはそれぞれ異なる善玉菌が含まれていますが、大きく分ければ乳酸菌系とビフィズス菌系に分類されます。こうした善玉菌は、ただ善玉菌だけで腸内にたどり着いても十分な働きはできません。

なぜなら、**食物繊維が一緒にいなければ、ほとんど意味がなくなってしまう**からです。また、乳酸菌、ビフィズス菌に限らず納豆菌や酵母など、ほかの善玉菌も同様です。

それは、善玉菌が産生し、腸内環境を改善する「短鎖脂肪酸」は、食物繊維をエサとしてつくられるからです。しかし、食物繊維ならなんでもいいわけではありません。

食物繊維には大きく分けて2種類あります。水に溶けない「不溶性食物繊維」と、水に溶けてゲル状になる「水溶性食物繊維」があり、善玉菌のエサとなるのは「水溶性食物繊維」です。

水溶性食物繊維は、海藻やらっきょう、ゴボウのほか、オクラや納豆、モロヘイヤ、めかぶ、山芋などの「ネバネバ食材」に多く含まれます。

また、フルーツには不溶性・水溶性のどちらの食物繊維も豊富に含まれ、さらにビフィズス菌のエサとなって活性を高めるオリゴ糖も多く含まれています。切るだけで手軽に食べられるので、継続的に摂取するには最適な食材といえるでしょう。

短鎖脂肪酸は、免疫細胞の分化にも影響し、レギュラトリーT細胞の分化にも大きく関係しています。発酵食品と食物繊維の摂取は、ウイルスに負けない腸内環境と免疫力を保つうえでもっとも重要な食事の習慣です。

食事の習慣⑤

水溶性食物繊維で便秘しらずの腸になる

しかし、いま多くの日本人が食物繊維の摂取不足に陥っています。厚生労働省の掲げる1日の食物繊維摂取基準「男性20g、女性18g」に対し、若年層だけでなく、高齢者を含むすべての世代でクリアできていない状況です。

日本人に便秘の人が多い原因は、ストレスフルな生活による自律神経の失調と蠕動運動の不調もありますが、食事による食物繊維の摂取量の不足にもあるといえます。

便秘はまさに「万病のもと」。栄養を吸い取った便が老廃物として腸にとどまることで、悪玉菌が有害物質を産生し、腸壁の炎症を引き起こし、腸内環境を悪化させて免疫力を低下させます。

食物繊維には、腸内細菌のエサとしての側面以上に、便を整えて便秘を改善する効果があることは、よく知られているでしょう。ただし、ふたつの食物繊維による効果のちがいも知っておきましょう。

穀類、豆類、きのこなどに多く含まれる不溶性食物繊維は、腸まで消化されずに届き、腸のなかでも水に溶けず便のカサを増すことで、腸を刺激して蠕動運動をうながしてくれます。また、水溶性食物繊維は、腸のなかで水分を含んでゲル状になることで、便をやわらかくしてくれます。

このふたつの食物繊維をバランス良く量を摂取することで、便はスムーズに排泄され、便秘予防ができるのです。

ただし、**いま便秘の人が食物繊維で改善しようと思うなら、水溶性食物繊維を意識的に多く摂取しましょう。**不溶性食物繊維の比重が高いと、固まった便のカサが増し、さらに詰まらせてしまう可能性があるからです。

食事の習慣⑥

大さじ1杯のアマニ油で腸を整える

油に対して健康に悪そうなイメージを持つ人もいるかもしれません。しかし、身体にとって適度な油は欠かせないもの。腸内環境においても、脂っこい食事は悪玉菌を優勢にして腸内環境を乱しますが、質のいい油を適量摂取することは、排便をうながし、便秘の解消に役立ちます。

わたしがおすすめするのは、毎日大さじ1杯の「アマニ油」を摂ること。アマニ油に含まれる「オレイン酸」は胃や腸で吸収されることなく大腸まで届き、油が大腸を刺激して蠕動運動をうながします。

また、大腸は水分を吸収して便を固形に整える器官のため、便秘になって詰まると便はどんどん水分を抜かれて固まります。そこに油分が届くことで、固まった便をコーティングし動かしてくれるのです。また、排便時の肛門の痛みも緩和してくれます。

アマニ油以外にも、同じくオレイン酸の豊富なオリーブオイルはおすすめ。ただ、油は加熱すると酸化しやすく、体内で悪玉コレステロールを増やし、腸内環境と自律神経を乱す原因となります。マーガリンやショートニングなどに含まれる「トランス脂肪酸」も同様の作用をするため要注意です。

そのまま飲むか、ドレッシングとしてサラダにかけたり、パンやヨーグルトにかけたりして、**生のまま摂取しましょう。**

大さじ1杯ぐらいなら、せいぜい100キロカロリー。それでもカロリーが気になるなら、エネルギー代謝のいい朝に摂取するのがいいでしょう。逆に、カロリーを気にして摂取量が少ないと、期待する効果は得られなくなってしまうのでご注意ください。

食事の習慣⑦

間食は食物繊維の豊富なドライフルーツがおすすめ

いま、テレワークの普及によって1日中自宅にいる方も多く、動かないわりに間食などのエネルギー摂取量が増えてしまう「コロナ太り」が問題になっています。

まず、食べ過ぎは自分を戒《いまし》めて我慢するしかありませんが、間食自体はエネルギーや栄養補給、ストレス発散のうえでもけっして悪いことではありません。

適度な間食まで我慢してストレスをためるようでは、体調にも免疫力にもよくありませんよね。

ただし、ケーキなどの洋菓子は砂糖が多く、身体に良くない油脂が使われているものも多くあります。悪玉菌を増やし、腸内環境を悪化させる原因になりかねません。

便秘で受診に来た患者さんには、「もし間食をするならドライフルーツを食べましょう」とおすすめしています。

ドライフルーツは甘味が凝縮され、甘党の人にも満足感が得られます。また、**不溶性・水溶性の両方の食物繊維を多く含み、ビフィズス菌のエサとなるオリゴ糖も豊富。**

さらに、ビタミンやミネラルなど、免疫力に欠かせない栄養素も補給できます。ただし、甘味が凝縮されているからこそ、食べ過ぎには注意しましょう。

食事の習慣⑧

お酒を飲むときは、同量の水を飲む

このコロナ禍において飲み会の機会も減っていると思いますが、一方で、たまの飲み会が嬉しくて飲み過ぎたり、あるいはストレスから晩酌で酒量が増えてしまったりしている人も多いようです。終電や会計を気にしなくていい「Zoom飲み」で、際限なく飲み過ぎてしまうという事例も耳にします。

適量であれば血行を良くし、心をリラックスさせてくれるお酒ですが、飲み過ぎてしまうと交感神経を極度に刺激し、腸内環境を悪化させ、免疫力を低下させる〝毒〟となります。

アルコールは肝臓で分解されますが、その分解のプロセスで水分を多く消費するため、お酒の飲み過ぎは脱水症状に直結します。大量の飲酒によって体内の水分が不足すると血管が収縮し、血流が悪化することで末梢まで血液が行き渡らず、頭痛や下痢、倦怠《けんたい》感や疲労感を引き起こします。いわゆる、二日酔いの症状です。

また、アルコールは腸壁を直接痛めつけ、炎症を引き起こします。それだけでも腸のバリア機能が低下して免疫力を引き下げますが、消化・吸収の悪化によって悪玉菌が増殖し、腸内環境の悪化にもつながります。

毎日のように飲み過ぎていれば、悪玉菌による硫化水素やアンモニアなどの有害物質が血管に流れ込み、ドロドロの血液が血管をボロボロにして脳梗塞や心筋梗塞などのリスクを高めてしまいます。

こうしたアルコールのダメージを最小限にとどめるには、「お酒と同じ量の水を飲む」ことが重要です。**1杯目のお酒を飲んだら、2杯目の前に水を1杯飲む**、ということです。それだけで、脱水症状を予防することができます。

一番大事なことは飲み過ぎないことですが、上手に水分を補給し、免疫力を下げない飲み方を心がけてください。

食事の習慣⑨

むやみに薬に頼らない

「食事」とは異なりますが、口にするものの習慣として、最後に大切なことをお伝えします。それは、「むやみに薬に頼らない」ことです。

自律神経のバランスと腸内環境を整えれば、免疫力は高まり、健康な身体を保つことができます。そして、自律神経と腸内環境は、みなさんの日々の生活習慣と食事によって支えられることを本書でお伝えしてきました。

その過程を一足飛びにし、「便利なアイテム」として薬に頼るのは、けっして健康的な判断とはいえません。例えば、**便秘だからといって対症療法で市販の下剤を服用すれば、排便はできても腸内環境は改善しません。**むしろ、腸を無理に刺激するため、常用するようになれば粘膜が弱まるだけでなく、刺激に慣れて便意を感じない腸になる危険性もあります。

薬はあくまで緊急時に使うもので、腰が痛いから痛み止め、風邪を引いたら風邪薬と、不調のたびに飲むものではないことを理解しておきましょう。

よく聞く話ですが、過去に処方された抗生物質をとっておいて、風邪を引いたときに飲むというのは最悪の例です。抗生物質は細菌に効くもので、ウイルスには効果を発揮しません。また、腸内の善玉菌までやっつけてしまい、腸内環境のバランスを劇的に崩す危険もあります。

そのほかの薬やサプリメントのなかにも、腸内環境に悪影響を与えかねないものが存在します。むやみに自己判断で市販薬に頼るのではなく、不調や不安があれば、医療機関の受診をおすすめします。そして、病気や不調の原因となる生活習慣を見つめ直してみましょう。

おわりに

最後にあなたを守るのは、「心の免疫力」です

いま、医療の現場では、一時期の医療崩壊の危機を乗り越え、重症患者に対する治療方法や方針も以前よりはるかにクリアになりました。今後、新しい薬の承認が進めば、さらに効果的な治療も期待できます。

しかし、いま医師たちが心配しているのは、みなさんのメンタルです。

新型コロナウイルスに命を奪われたのは、おそらく重症患者だけではないでしょう。経営悪化による絶望、自宅にいることで生じる漠然とした不安や孤独、さまざまなストレスによって心を蝕まれ、悲しい選択をした人や、別の病気の引き金となった人がいるのではないでしょうか。

感染拡大が顕著《けんちょ》になってきた3月以降、実際に新型コロナウイルスに感染した方を診《み》ることがある一方、ちょっとした体調不良であるにもかかわらず、過剰とも感じられるほどに感染や発症を疑う方から相談を受けることも多くなりました。

お気持ちはよく理解できますが、「病は気から」といわれるように、気持ちの落ち込みからくるストレスは自律神経を乱し、身体を弱めます。そして、弱った身体がまた自律神経を乱してストレスを与える「負のスパイラル」を生み出します。脳と腸、自律神経を通じて「心」と「身体」が密接に結びついていることは、本書でお伝えしたとおりです。

わたしたちの心は、か弱いものです。しかも、心を強くすることは簡単ではありません。ですが、崩れそうな心を支える「身体」を強くすることは簡単です。

「今日を健康的に生きる」――ただ、それだけなのです。

身体を守る強い免疫力は、心にも強い免疫力を宿します。新型コロナウイルスをきっかけに本書を手に取ったあなたが心と身体を整え、ウイルスもストレスもつけいる隙のない「10割の免疫力」を備え、より健康的な人生を踏み出してもらえたら、著者として、医師として、これに勝るよろこびはありません。

２０２０年11月

小林弘幸

参考サイト

・WHO: Coronavirus Disease (COVID-19) Dashboard
https://covid19.who.int/

・米国疾病予防管理センター（CDC）：Coronavirus Disease 2019
https://www.cdc.gov/coronavirus/2019-nCoV/index.html

・IHME: COVID-19 Projections
https://covid19.healthdata.org/global?view=total-deaths&tab=trend

・Johns Hopkins University：COVID-19 Dashboard
https://coronavirus.jhu.edu/map.html

・The COVID-19 Host Genetics Initiative
https://www.covid19hg.org/

・厚生労働省：新型コロナウイルス感染症について
https://www.mhlw.go.jp/stf/seisakunitsuite/bunya/0000164708_00001.html

・厚生労働省：新型コロナウイルス感染症（COVID-19）診療の手引き・第３版
https://www.mhlw.go.jp/content/000668291.pdf

・国立国際医療研究センター：新型コロナウイルス感染症（COVID-19）について
https://www.ncgm.go.jp/covid19.html

・Worldometer: COVID-19 CORONAVIRUS PANDEMIC
https://www.worldometers.info/coronavirus/

・「世界の統計2020」総務省統計局
https://www.stat.go.jp/data/sekai/pdf/2020al.pdf

・日本医師会：感染症関連情報 新型コロナウイルス感染症
http://www.med.or.jp/doctor/kansen/novel_corona/

・日本医師会 COVID-19有識者会議
https://www.covid19-jma-medical-expert-meeting.jp/

・日本感染症学会：新型コロナウイルス感染症
http://www.kansensho.or.jp/modules/topics/index.php?content_id=31

・日本感染症学会：Significant Scientific Evidences about COVID-19
http://www.kansensho.or.jp/uploads/files/topics/2019ncov/covid19_sse_0923.pdf

・日本疫学会：新型コロナウイルス感染情報特設サイト
https://jeaweb.jp/covid/

・Reuters：新型コロナウイルス感染の現状
https://graphics.reuters.com/CHINA-HEALTH-MAP-LJA/0100B5FZ3S1/index.html

・東洋経済オンライン：新型コロナウイルス 国内感染の状況
https://toyokeizai.net/sp/visual/tko/covid19/

・日本経済新聞：チャートで見る日本の感染状況 新型コロナウイルス
https://vdata.nikkei.com/newsgraphics/coronavirus-japan-chart/

参考文献

新型コロナウイルスとワクチン

- Ledford H. What the immune response to the coronavirus says about the prospects for a vaccine. Nature. 2020;585(7823):20-21. doi: 10.1038/d41586-020-02400-7.
- Peeples L. News Feature: Avoiding pitfalls in the pursuit of a COVID-19 vaccine. Proc Natl Acad Sci U S A. 2020;117(15):8218-8221. doi:10.1073/pnas.2005456117.
- Arvin AM, Fink K, Schmid MA, et al. A perspective on potential antibody-dependent enhancement of SARS-CoV-2. Nature. 2020 Jul 13. doi: 10.1038/s41586-020-2538-8. Online ahead of print.
- Long QX, Tang XJ, Shi QL, et al. Clinical and immunological assessment of asymptomatic SARS-CoV-2 infections. Nat Med. 2020;26(8):1200-1204. doi:10.1038/s41591-020-0965-6
- Bölke E, Matuschek C, Fischer JC. Loss of Anti-SARS-CoV-2 Antibodies in Mild Covid-19. N Engl J Med. 2020 Sep 23;383(16):10.1056/NEJMc2027051#sa1. doi: 10.1056/NEJMc2027051. Online ahead of print.
- Liu A, Li Y, Peng J, et al. Antibody responses against SARS-CoV-2 in COVID-19 patients. J Med Virol. 2020 Jun 30. doi: 10.1002/jmv.26241. Online ahead of print.
- Kaneko N, Kuo HH, Boucau J, et al. Loss of Bcl-6-Expressing T Follicular Helper Cells and Germinal Centers in COVID-19. Cell. 2020 Aug 19;S0092-8674(20)31067-9. doi: 10.1016/j.cell.2020.08.025. Online ahead of print.

新型コロナウイルスにおける免疫反応

- Sariol A, Perlman S. Lessons for COVID-19 Immunity from Other Coronavirus Infections. Immunity. 2020 Jul 14;S1074-7613(20)30312-5. doi: 10.1016/j.immuni.2020.07.005. Online ahead of print.
- Vabret N, Britton GJ, Gruber C, et al. Immunology of COVID-19: Current State of the Science. Immunity. 2020 Jun 16;52(6):910-941. doi: 10.1016/j.immuni.2020.05.002. Epub 2020 May 6.
- Melenotte C, Silvin A, Goubet AG, et al. Immune responses during COVID-19 infection. Oncoimmunology. 2020 Aug 25;9(1):1807836. doi: 10.1080/2162402X.2020.1807836.
- Lucas C, Wong P, Klein J, et al. Longitudinal analyses reveal immunological misfiring in severe COVID-19. Nature. 2020 Jul 27. doi: 10.1038/s41586-020-2588-y. Online ahead of print.

・Siddiqi HK, Mehra MR. COVID-19 illness in native and immunosuppressed states: A clinical-therapeutic staging proposal. J Heart Lung Transplant. 2020 May;39(5):405-407. doi: 10.1016/j.healun.2020.03.012. Epub 2020 Mar 20.

・Matheson NJ, Lehner PJ. How does SARS-CoV-2 cause COVID-19? Science. 2020 Jul 31;369(6503):510-511. doi: 10.1126/science.abc6156.

・Song JW, Zhang C, Fan X, et al. Immunological and inflammatory profiles in mild and severe cases of COVID-19. Nat Commun. 2020 Jul 8;11(1):3410. doi: 10.1038/s41467-020-17240-2.

・Zhao Q, Meng M, Kumar R, et al. Lymphopenia is associated with severe coronavirus disease 2019 (COVID-19) infections: A systemic review and meta-analysis. Int J Infect Dis. 2020;96:131-135. doi:10.1016/j.ijid.2020.04.086

新型コロナウイルスとサイトカインストーム

・Hirano T, Murakami M. COVID-19: A New Virus, but a Familiar Receptor and Cytokine Release Syndrome. Immunity. 2020;52(5):731-733. doi:10.1016/j.immuni.2020.04.003

・平野俊夫「新型コロナウイルス感染症（COVID-19）はサイトカインストーム症候群である」日本医師会有識者会議. 2020/5/28

・Tang Y, Liu J, Zhang D, et al. Cytokine Storm in COVID-19: The Current Evidence and Treatment Strategies. Front Immunol. 2020 Jul 10;11:1708. doi: 10.3389/fimmu.2020.01708. eCollection 2020.

・Mangalmurti N, Hunter CA. Cytokine Storms: Understanding COVID-19. Immunity. 2020 Jul 14;53(1):19-25. doi: 10.1016/j.immuni.2020.06.017. Epub 2020 Jun 28.

・Gao Y-M, Xu G, Wang B, et al. Cytokine storm syndrome in coronavirus disease 2019: A narrative review. J Intern Med. 2020 Jul 22;10.1111/joim.13144. doi: 10.1111/joim.13144. Online ahead of print.

・Kang S, Tanaka T, Inoue H, et al. IL-6 trans-signaling induces plasminogen activator inhibitor-1 from vascular endothelial cells in cytokine release syndrome. Proc Natl Acad Sci U S A. 2020 Aug 21;202010229. doi: 10.1073/pnas.2010229117. Online ahead of print.

新型コロナウイルスと自然免疫

・Schulte-Schrepping J, Reusch N, Paclik D, et al. Severe COVID-19 Is Marked by a Dysregulated Myeloid Cell Compartment. Cell. 2020 Aug 5;S0092-8674(20)30992-2. doi: 10.1016/j.cell.2020.08.001. Online ahead of print.

・Zhu L, Yang P, Zhao Y, et al. Single-Cell Sequencing of Peripheral Mononuclear Cells Reveals Distinct Immune Response Landscapes of COVID-19 and Influenza Patients. Immunity. 2020 Jul 19;S1074-7613(20)30316-2. doi: 10.1016/j.immuni.2020.07.009. Online ahead of print.

・Otsuka R, Seino K. Macrophage activation syndrome and COVID-19. Inflamm

Regen. 2020 Aug 6;40:19. doi: 10.1186/s41232-020-00131-w. eCollection 2020.

・Arunachalam PS, Wimmers F, Mok CKP, et al. Systems biological assessment of immunity to mild versus severe COVID-19 infection in humans. Science. 2020 Sep 4;369(6508):1210-1220. doi: 10.1126/science.abc6261. Epub 2020 Aug 11.

新型コロナウイルスとT細胞

・Grifoni A, Weiskopf D, Ramirez SI, et al. Targets of T Cell Responses to SARS-CoV-2 Coronavirus in Humans with COVID-19 Disease and Unexposed Individuals. Cell. 2020;181(7):1489-1501.e15. doi:10.1016/j.cell.2020.05.015

・Braun J, Loyal L, Frentsch M, et al. SARS-CoV-2-reactive T cells in healthy donors and patients with COVID-19. Nature. 2020 Jul 29. doi: 10.1038/s41586-020-2598-9. Online ahead of print.

・Bert NL, Tan AT, Kunasegaran K, et al. SARS-CoV-2-specific T cell immunity in cases of COVID-19 and SARS, and uninfected controls. Nature. 2020 Jul 15. doi: 10.1038/s41586-020-2550-z. Online ahead of print.

・Altmann DM, Boyton RJ. SARS-CoV-2 T cell immunity: Specificity, function, durability, and role in protection. Sci Immunol. 2020 Jul 17;5(49):eabd6160. doi: 10.1126/sciimmunol.abd6160.

・Sekine T, Perez-Potti A, Rivera-Ballesteros O, et al. Robust T Cell Immunity in Convalescent Individuals with Asymptomatic or Mild COVID-19. Cell. 2020 Aug 14;S0092-8674(20)31008-4. doi: 10.1016/j.cell.2020.08.017. Online ahead of print.

・Mateus J, Grifoni A, Tarke A, et al. Selective and cross-reactive SARS-CoV-2 T cell epitopes in unexposed humans. Science. 2020 Aug 4;eabd3871. doi: 10.1126/science.abd3871. Online ahead of print.

・Zhao J, Li K, Wohlford-Lenane C, et al. Rapid generation of a mouse model for Middle East respiratory syndrome. Proc Natl Acad Sci U S A. 2014;111(13):4970-4975. doi:10.1073/pnas.1323279111

新型コロナウイルスとレギュラトリーT細胞

・Stephen-Victor E, Das M, Karnam A, et al. Potential of regulatory T cell-based therapies in the management of severe COVID-19. Eur Respir J. 2020 Jul 2;2002182. doi: 10.1183/13993003.02182-2020. Online ahead of print.

・Feuerer M, Herrero L, Cipolletta D, et al. Lean, but not obese, fat is enriched for a unique population of regulatory T cells that affect metabolic parameters. Nat Med. 2009;15(8):930-939. doi:10.1038/nm.2002

・Wagner NM, Brandhorst G, Czepluch F, et al. Circulating regulatory T cells are reduced in obesity and may identify subjects at increased metabolic and cardiovascular risk. Obesity (Silver Spring). 2013;21(3):461-468. doi:10.1002/oby.20087

・Sheikh V, Zamani A, Mahabadi-Ashtiyani E, Tarokhian H, Borzouei S, Alahgholi-Hajibehzad M. Decreased regulatory function of CD4+CD25+CD45RA+ T cells and impaired IL-2 signalling pathway in patients with type 2 diabetes mellitus. Scand J Immunol. 2018;88(4):e12711. doi:10.1111/sji.12711

・Yuan N, Zhang HF, Wei Q, Wang P, Guo WY. Expression of CD4+CD25+Foxp3+ Regulatory T Cells, Interleukin 10 and Transforming Growth Factor β in Newly Diagnosed Type 2 Diabetic Patients. Exp Clin Endocrinol Diabetes. 2018;126(2):96-101. doi:10.1055/s-0043-113454

・Qiao YC, Shen J, He L, et al. Changes of Regulatory T Cells and of Proinflammatory and Immunosuppressive Cytokines in Patients with Type 2 Diabetes Mellitus: A Systematic Review and Meta-Analysis. J Diabetes Res. 2016;2016:3694957. doi:10.1155/2016/3694957

・Hou J, Sun Y. Role of Regulatory T Cells in Disturbed Immune Homeostasis in Patients With Chronic Obstructive Pulmonary Disease. Front Immunol. 2020;11:723. Published 2020 Apr 28. doi:10.3389/fimmu.2020.00723

・Napoli C, Tritto I, Mansueto G, Coscioni E, Ambrosio G. Immunosenescence exacerbates the COVID-19. Arch Gerontol Geriatr. 2020;90:104174. doi:10.1016/j.archger.2020.104174

・Weiskopf D, Weinberger B, Grubeck-Loebenstein B. The aging of the immune system. Transpl Int. 2009;22(11):1041-1050. doi:10.1111/j.1432-2277.2009.00927.x

・Tsaknaridis L, Spencer L, Culbertson N, et al. Functional assay for human CD4+CD25+ Treg cells reveals an age-dependent loss of suppressive activity. J Neurosci Res. 2003;74(2):296-308. doi:10.1002/jnr.10766

・Shaw AC, Goldstein DR, Montgomery RR. Age-dependent dysregulation of innate immunity. Nat Rev Immunol. 2013 Dec;13(12):875-87. doi: 10.1038/nri3547. Epub 2013 Oct 25.

新型コロナウイルスの免疫回避

・Hartenian E, Nandakumar D, Lari A, et al. The molecular virology of Coronaviruses. J Biol Chem. 2020 Jul 13;jbc.REV120.013930. doi: 10.1074/jbc.REV120.013930. Online ahead of print.

・Thoms M, Buschauer R, Ameismeier M, et al. Structural basis for translational shutdown and immune evasion by the Nsp1 protein of SARS-CoV-2. Science. 2020 Sep 4;369(6508):1249-1255. doi: 10.1126/science.abc8665. Epub 2020 Jul 17.

・Hadjadj J, Yatim N, Barnabei L, et al. Impaired type I interferon activity and inflammatory responses in severe COVID-19 patients. Science. 2020 Aug 7;369(6504):718-724. doi: 10.1126/science.abc6027. Epub 2020 Jul 13.

・Xia H, Cao Z, Xie X, et al. Evasion of Type I Interferon by SARS-CoV-2. Cell Rep. 2020 Sep 19;108234. doi: 10.1016/j.celrep.2020.108234. Online ahead of print.

・Lei X, Dong X, Ma R, et al. Activation and evasion of type I interferon responses by SARS-CoV-2. Nat Commun. 2020 Jul 30;11(1):3810. doi: 10.1038/s41467-020-17665-9.

・Zhou R, To KK, Wong Y, et al. Acute SARS-CoV-2 Infection Impairs Dendritic Cell and T Cell Responses. Immunity. 2020 Aug 4;S1074-7613(20)30333-2. doi: 10.1016/j.immuni.2020.07.026. Online ahead of print.

新型コロナウイルスの感染・重症化リスク―環境要因

・Williamson EJ, Walker AJ, Bhaskaran K, et al. Factors associated with COVID-19-related death using OpenSAFELY. Nature. 2020 Aug; 584(7821): 430-436. doi: 10.1038/s41586-020-2521-4.

・Suleyman G, Fadel RA, Malette KM, et al. Clinical Characteristics and Morbidity Associated With Coronavirus Disease 2019 in a Series of Patients in Metropolitan Detroit. JAMA Netw Open. 2020 Jun 1;3(6):e2012270. doi: 10.1001/jamanetworkopen.2020.12270.

・Mallapaty S. The coronavirus is most deadly if you are older and male - new data reveal the risks. Nature. 2020 Sep;585(7823):16-17. doi: 10.1038/d41586-020-02483-2.

・Ishii M, Terai H, Kabata H, et al. Clinical characteristics of 345 patients with coronavirus disease 2019 in Japan: A multicenter retrospective study. J Infect. 2020 Sep 10;S0163-4453(20)30590-9. doi: 10.1016/j.jinf.2020.08.052. Online ahead of print.

・Takahashi T, Ellingson MK, Wong P, et al. Sex differences in immune responses that underlie COVID-19 disease outcomes. Nature. 2020 Aug 26. doi: 10.1038/s41586-020-2700-3. Online ahead of print.

・Bunders MJ, Altfeld M. Implications of Sex Differences in Immunity for SARS-CoV-2 Pathogenesis and Design of Therapeutic Interventions. Immunity. 2020 Aug 17;S1074-7613(20)30336-8. doi: 10.1016/j.immuni.2020.08.003. Online ahead of print.

・Al-Lami RA, Urban RJ, Volpi E, et al. Sex Hormones and Novel Corona Virus Infectious Disease (COVID-19). Mayo Clin Proc. 2020 Aug;95(8):1710-1714. doi: 10.1016/j.mayocp.2020.05.013. Epub 2020 May 29.

・Alberca RW, Oliveira LM, Branco ACCC, Pereira NZ, Sato MN. Obesity as a risk factor for COVID-19: an overview [published online ahead of print, 2020 Jun 15]. Crit Rev Food Sci Nutr. 2020;1-15. doi:10.1080/10408398.2020.1775546

・Zhu Z, Hasegawa K, Ma B, et al. Obesity & genetic predisposition with COVID-19. Metabolism. 2020 Aug 21;154345. doi: 10.1016/j.metabol.2020.154345. Online ahead of print.

・Yang J, Hu J, Zhu C. Obesity aggravates COVID-19: A systematic review and meta-analysis. J Med Virol. 2020 Jun 30. doi: 10.1002/jmv.26237. Online ahead of print.

・Du Y, Lv Y, Zha W, et al. Association of Body mass index (BMI) with Critical

COVID-19 and in-hospital Mortality: a dose-response meta-analysis. Metabolism. 2020 Sep 16;154373. doi: 10.1016/j.metabol.2020.154373. Online ahead of print.

- Mantovani A, Byrne CD, Zheng MH, Targher G. Diabetes as a risk factor for greater COVID-19 severity and in-hospital death: A meta-analysis of observational studies. Nutr Metab Cardiovasc Dis. 2020;30(8):1236-1248. doi:10.1016/j.numecd.2020.05.014
- Feldman EL, Savelieff MG, Hayek SS, et al. COVID-19 and Diabetes: A Collision and Collusion of Two Diseases. Diabetes. 2020 Sep 16;dbi200032. doi: 10.2337/dbi20-0032. Online ahead of print.
- Zhu L, She Z, Cheng X, et al. Association of Blood Glucose Control and Outcomes in Patients with COVID-19 and Pre-existing Type 2 Diabetes. Cell Metab. 2020 Jun 2;31(6):1068-1077.e3. doi: 10.1016/j.cmet.2020.04.021. Epub 2020 May 1.
- Miyazawa D, Why obesity, hypertension, diabetes, and ethnicities are common risk factors for COVID-19 and H1N1 influenza infections. J Med Virol. 2020 Jun 24. doi: 10.1002/jmv.26220. Online ahead of print.
- Fang L, Karakiulakis G, Roth M. Are patients with hypertension and diabetes mellitus at increased risk for COVID-19 infection? Lancet Respir Med. 2020 Apr;8(4):e21. doi: 10.1016/S2213-2600(20)30116-8. Epub 2020 Mar 11.
- Bartoloni E, Perricone C, Cafaro G, et al. Hypertension and SARS-Cov-2 infection: is inflammation the missing link? Cardiovasc Res. 2020 Sep 23;cvaa273. doi: 10.1093/cvr/cvaa273. Online ahead of print.
- Gülsen A, Yigitbas BA, Uslu B, et al. The Effect of Smoking on COVID-19 Symptom Severity: Systematic Review and Meta-Analysis. Pulm Med. 2020 Sep 8;2020:7590207. doi: 10.1155/2020/7590207. eCollection 2020.
- Farsalinos K, Barbouni A, Poulas K, et al. Current smoking, former smoking, and adverse outcome among hospitalized COVID-19 patients: a systematic review and meta-analysis. Ther Adv Chronic Dis. 2020 Jun 25;11:2040622320935765. doi: 10.1177/2040622320935765. eCollection 2020.
- Grundy EJ, Suddek T, Filippidis FT, et al. Smoking, SARS-CoV-2 and COVID-19: A review of reviews considering implications for public health policy and practice. Tob Induc Dis. 2020 Jul 3;18:58. doi: 10.18332/tid/124788. eCollection 2020.
- Kuderer NM, Choueiri TK, Shah DP, et al. Clinical impact of COVID-19 on patients with cancer (CCC19): a cohort study. Lancet. 2020 Jun 20;395(10241):1907-1918. doi: 10.1016/S0140-6736(20)31187-9. Epub 2020 May 28.

新型コロナウイルスの感染・重症化リスク―遺伝要因

- Ellinghaus D, Degenhardt F, Bujanda L, et al. Genomewide Association Study of Severe Covid-19 with Respiratory Failure. N Engl J Med. 2020 Jun 17. doi: 10.1056/NEJMoa2020283. Online ahead of print.
- Rubin R. Investigating Whether Blood Type Is Linked to COVID-19 Risk. JAMA.

2020 Sep 16. doi: 10.1001/jama.2020.16516. Online ahead of print.

- Yamamoto F, Yamamoto M, Muñiz-Diaz E. Blood group ABO polymorphism inhibits SARS-CoV-2 infection and affects COVID-19 progression. Vox Sang. 2020 Sep 23. doi: 10.1111/vox.13004. Online ahead of print.
- Ramlall V, Thangaraj PM, Meydan C, et al. Immune complement and coagulation dysfunction in adverse outcomes of SARS-CoV-2 infection. Nat Med. 2020 Aug 3. doi: 10.1038/s41591-020-1021-2. Online ahead of print.
- Lo MW, Kemper C, Woodruff TM. COVID-19: Complement, Coagulation, and Collateral Damage. J Immunol. 2020 Jul 22;ji2000644. doi: 10.4049/jimmunol.2000644. Online ahead of print.
- Ghebrehiwet B, Peerschke EI. Complement and coagulation: key triggers of COVID-19-induced multiorgan pathology. J Clin Invest. 2020 Sep 14;142780. doi: 10.1172/JCI142780. Online ahead of print.
- Kachuri L, Francis SS, Morrison M, et al. The landscape of host genetic factors involved in infection to common viruses and SARS-CoV-2. medRxiv. 2020 May 30;2020.05.01.20088054. doi: 10.1101/2020.05.01.20088054. Preprint

新型コロナウイルスとBCG

- Berg MK, Yu Q, Salvador CE, et al. Mandated Bacillus Calmette-Guérin (BCG) vaccination predicts flattened curves for the spread of COVID-19. Sci Adv. 2020 Aug 5;6(32):eabc1463. doi: 10.1126/sciadv.abc1463. eCollection 2020 Aug.
- Escobar LE, Molina-Cruz A, Barillas-Mury C. BCG vaccine-induced protection from COVID-19 infection, wishful thinking or a game changer?. Preprint. medRxiv. 2020;2020.05.05.20091975. Published 2020 May 12. doi:10.1101/2020.05.05.20091975
- Escobar LE, Molina-Cruz A, Barillas-Mury C. BCG vaccine protection from severe coronavirus disease 2019 (COVID-19). Proc Natl Acad Sci U S A. 2020;117(30):17720-17726. doi:10.1073/pnas.2008410117
- 大森 亨「BCGによるcovid-19感染予防効果について」コロナウイルス arXiv* (17). 2020年; https://shard.toriaez.jp/q1541/416.pdf
- Covián C, Fernández-Fierro A, Retamal-Díaz A, et al. BCG-Induced Cross-Protection and Development of Trained Immunity: Implication for Vaccine Design. Front Immunol. 2019;10:2806. Published 2019 Nov 29. doi:10.3389/fimmu.2019.02806
- Covián C, Retamal-Díaz A, Bueno SM, Kalergis AM. Could BCG Vaccination Induce Protective Trained Immunity for SARS-CoV-2?. Front Immunol. 2020;11:970. Published 2020 May 8. doi:10.3389/fimmu.2020.00970
- Mantovani A, Netea MG. Trained Innate Immunity, Epigenetics, and Covid-19. N Engl J Med. 2020 Sep 10;383(11):1078-1080. doi: 10.1056/NEJMcibr2011679.

新型コロナウイルスの後遺症

- Carfì A, Bernabei R, Landi F; Gemelli Against COVID-19 Post-Acute Care

Study Group. Persistent Symptoms in Patients After Acute COVID-19. JAMA. 2020;324(6):603-605. doi:10.1001/jama.2020.12603

- Garrigues E, Janvier P, Kherabi Y, et al. Post-discharge persistent symptoms and health-related quality of life after hospitalization for COVID-19. J Infect. 2020 Aug 25;S0163-4453(20)30562-4. doi: 10.1016/j.jinf.2020.08.029. Online ahead of print.

新型コロナウイルスの変異

- Korber B, Fischer WM, Gnanakaran S, et al. Tracking Changes in SARS-CoV-2 Spike: Evidence that D614G Increases Infectivity of the COVID-19 Virus. Cell. 2020 Aug 20;182(4):812-827.e19. doi: 10.1016/j.cell.2020.06.043. Epub 2020 Jul 3.
- Grubaugh ND, Hanage WP, Rasmussen AL. Making Sense of Mutation: What D614G Means for the COVID-19 Pandemic Remains Unclear. Cell. 2020 Aug 20;182(4):794-795. doi: 10.1016/j.cell.2020.06.040. Epub 2020 Jul 3.

新型コロナウイルスと腸内環境

- van der Lelie D, Taghavi S. COVID-19 and the Gut Microbiome: More than a Gut Feeling. mSystems. 2020;5(4):e00453-20. Published 2020 Jul 21. doi:10.1128/mSystems.00453-20
- Marcialis MA, Bardanzellu F, Fanos V. Microbiota and Covid-19. Which came first, the chicken or the egg? [published online ahead of print, 2020 Jul 10]. Clin Infect Dis. 2020;ciaa965. doi:10.1093/cid/ciaa965
- 長谷 耕二「腸内細菌による免疫制御」モダンメディア 2017年 63巻2号

新型コロナウイルスと栄養

- Galmés S, Serra F, Palou A. Current State of Evidence: Influence of Nutritional and Nutrigenetic Factors on Immunity in the COVID-19 Pandemic Framework. Nutrients. 2020 Sep 8;12(9):E2738. doi: 10.3390/nu12092738.
- Im JH, Je YS, Baek J, et al. Nutritional status of patients with coronavirus disease 2019 (COVID-19). Int J Infect Dis. 2020 Aug 11;100:390-393. doi: 10.1016/j.ijid.2020.08.018. Online ahead of print.
- Iddir M, Brito A, Dingeo G, et al. Strengthening the Immune System and Reducing Inflammation and Oxidative Stress through Diet and Nutrition: Considerations during the COVID-19 Crisis. Nutrients. 2020 May 27;12(6):1562. doi: 10.3390/nu12061562.
- Clements SJ, R Carding S. Diet, the intestinal microbiota, and immune health in aging. Crit Rev Food Sci Nutr. 2018;58(4):651-661. doi:10.1080/10408398.2016.1211086
- Arroyo Hornero R, Hamad I, Côrte-Real B, Kleinewietfeld M. The Impact of Dietary Components on Regulatory T Cells and Disease. Front Immunol. 2020;11:253.

Published 2020 Feb 21. doi:10.3389/fimmu.2020.00253

・Iddir M, Brito A, Dingeo G, et al. Strengthening the Immune System and Reducing Inflammation and Oxidative Stress through Diet and Nutrition: Considerations during the COVID-19 Crisis. Nutrients. 2020;12(6):1562. Published 2020 May 27. doi:10.3390/nu12061562

・BourBour F, Mirzaei Dahka S, Gholamalizadeh M, et al. Nutrients in prevention, treatment, and management of viral infections; special focus on Coronavirus [published online ahead of print, 2020 Jul 9]. Arch Physiol Biochem. 2020;1-10. doi:10.1080/13813455.2020.1791188

新型コロナウイルスとビタミンD

・Maghbooli Z, Sahraian MA, Ebrahimi M, et al. Vitamin D sufficiency, a serum 25-hydroxyvitamin D at least 30 ng/mL reduced risk for adverse clinical outcomes in patients with COVID-19 infection. PLoS One. 2020 Sep 25;15(9):e0239799. doi: 10.1371/journal.pone.0239799. eCollection 2020.

・Merzon E, Tworowski D, Gorohovski A, et al. Low plasma 25(OH) vitamin D level is associated with increased risk of COVID-19 infection: an Israeli population-based study. FEBS J. 2020 Jul 23. doi: 10.1111/febs.15495. Online ahead of print.

・Castillo ME, Costa LME, Barrios JMV, et al. "Effect of calcifediol treatment and best available therapy versus best available therapy on intensive care unit admission and mortality among patients hospitalized for COVID-19: A pilot randomized clinical study". J Steroid Biochem Mol Biol. 2020 Aug 29;105751. doi: 10.1016/j.jsbmb.2020.105751. Online ahead of print.

・Siddiqui M, Manansala JS, Abdulrahman HA, et al. Immune Modulatory Effects of Vitamin D on Viral Infections. Nutrients. 2020 Sep 21;12(9):E2879. doi: 10.3390/nu12092879.

・Grant WB, Lahore H, McDonnell SL, et al. Evidence that Vitamin D Supplementation Could Reduce Risk of Influenza and COVID-19 Infections and Deaths. Nutrients. 2020 Apr 2;12(4):988. doi: 10.3390/nu12040988.

・Meltzer DO, Best TJ, Zhang H, et al. Association of Vitamin D Status and Other Clinical Characteristics With COVID-19 Test Results. JAMA Netw Open. 2020 Sep 1;3(9):e2019722. doi: 10.1001/jamanetworkopen.2020.19722.

・Weir EK, Thenappan T, Bhargava M, Chen Y. Does vitamin D deficiency increase the severity of COVID-19?. Clin Med (Lond). 2020 Jul;20(4):e107-e108. doi:10.7861/clinmed.2020-0301

・Fisher SA, Rahimzadeh M, Brierley C, et al. The role of vitamin D in increasing circulating T regulatory cell numbers and modulating T regulatory cell phenotypes in patients with inflammatory disease or in healthy volunteers: A systematic review. PLoS One. 2019;14(9):e0222313. Published online 2019 Sep 24. doi:10.1371/journal.pone.0222313

・Prietl B, Treiber G, Mader JK, et al. High-dose cholecalciferol supplementation significantly increases peripheral CD4+ Tregs in healthy adults without negatively affecting the frequency of other immune cells. Eur J Nutr. 2014 Apr;53(3):751-759. doi:10.1007/s00394-013-0579-6

免疫・自律神経・睡眠

・Fung TC, Olson CA, Hsiao EY. Interactions between the microbiota, immune and nervous systems in health and disease. Nat Neurosci. 2017;20(2):145-155. doi:10.1038/nn.4476

・Silva ENSM. Ono BHVS. Souza JC. Sleep and immunity in times of COVID-19. Rev Assoc Med Bras (1992). 2020 Sep 21;66Suppl 2(Suppl 2):143-147. doi: 10.1590/.1806-9282.66.S2.143. eCollection 2020.

小林弘幸（こばやし・ひろゆき）

順天堂大学医学部教授。日本スポーツ協会公認スポーツドクター。1960年、埼玉県に生まれる。順天堂大学医学部卒業後、1992年に同大学大学院医学研究科修了。ロンドン大学付属英国王立小児病院外科、トリニティ大学付属医学研究センター、アイルランド国立小児病院外科での勤務を経て、順天堂大学小児外科講師・助教授を歴任。国内における自律神経研究の第一人者として、アーティスト、プロスポーツ選手、文化人へのコンディショニングやパフォーマンス向上指導を行う。著書には、『最先端医療の人生を変える7つの健康法』(ポプラ社)、『小林弘幸の自律神経を整える絶景まちがいさがし 免疫力アップ版』(宝島社)、齋藤孝氏との共著『心穏やかに。 人生100年時代を歩む知恵』(プレジデント社)などがある。

玉谷卓也（たまたに・たくや）

薬学博士。日本免疫学会評議員、順天堂大学非常勤講師、エムスリー株式会社アドバイザー。1963年、東京都に生まれる。1988年、筑波大学医科学修士課程修了後、東京都臨床医学総合研究所、JT医薬基礎研究所、米国CORIXA社、東京大学先端科学技術研究センターなどを経て、2008年に順天堂大学医学部客員教授に就任。2020年、任期満了に伴い現職。この間、武田薬品工業、ソニーにも兼務し、2019年よりエムスリー株式会社のアドバイザーを務める。主な専門領域は、免疫学、炎症学、腫瘍学、臨床遺伝学。20年以上、免疫、がん、線維症、アレルギー、動脈硬化などの研究に従事。

腸内環境と自律神経を整えれば病気知らず

免疫力が10割

2020年11月16日　第1刷発行

著者　小林弘幸
監修者　玉谷卓也
発行者　長坂嘉昭
発行所　株式会社プレジデント社
〒102-8641
東京都千代田区平河町 2-16-1 平河町森タワー13階
https://www.president.co.jp
電話　03-3237-3731（編集・販売）

装丁・本文デザイン　齋藤良太
イラスト　えんぴつ
企画・構成　岩川 悟（合同会社スリップストリーム）
編集協力　吉田大悟

販売　桂木栄一　高橋 徹　川井田美景　森田 巌　末吉秀樹
編集　柳澤勇人
制作　関 結香

印刷・製本　中央精版印刷株式会社

ISBN 978-4-8334-4029-5
Printed in Japan

※本書に掲載している新型コロナウイルス（covid-19）関連情報は、2020年10月1日現在のものです。